환자와 보호자를 위한

녹내장
가이드북

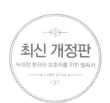

환자와 보호자를 위한

녹내장
가이드북 (개정판)

초판1쇄 2016년 8월 12일
2판 2쇄 2019년 12월 27일

지 은 이 김창식
펴 낸 이 이기성
편집팀장 이윤숙
기획편집 정은지, 한솔, 윤가영
표지디자인 이윤숙
책임마케팅 강보현, 류상만
펴 낸 곳 도서출판 생각나눔
출판등록 제 2018-000288호
주   소 서울 잔다리로7안길 22, 태성빌딩 3층
전   화 02-325-5100
팩   스 02-325-5101
홈페이지 www.생각나눔.kr
이 메 일 bookmain@think-book.com

• 책값은 표지 뒷면에 표기되어 있습니다.
 ISBN 978-89-6489-872-7 (13510)

• 이 도서의 국립중앙도서관 출판 시 도서목록(CIP)은 서지정보유통지원시스템 홈페이지
 (http://seoji.nl.go.kr)와 국가자료공동목록시스템(http://www.nl.go.kr/kolisnet)에서
 이용하실 수 있습니다(CIP제어번호: CIP2018020874).

이 책에 대한 아이디어와 진심 어린 배려를 해주신
멜버른 대학의 조너선 크로스톤 교수께 감사드립니다.

With special thanks to professor Jonathan Crowston
for the inspiration and wholehearted support

개정판을 내며,

2015년에 호주 멜버른대학으로 2번째 연수를 갈 기회가 주어져, 대학병원에서의 바쁜 생활에서 벗어나 모처럼 다른 눈으로 세상과 나를 돌아볼 수 있는 기회가 있었습니다. 내가 진정으로 무엇을 지향하는가 하는 거창한 생각으로 시작해서, 현실적으로 내가 할 수 있는 일이 무엇인가를 고민하다가 녹내장에 대해서 제대로 알려야겠다는 생각에 다다랐습니다.

일반인들이 녹내장에 대해서 알고자 해도, 거리감이 있고 항상 바빠 보이는 의사의 입을 통해서 자세한 정보를 얻기는 쉽지 않지요. 인터넷이나 SNS에 많은 정보가 있으나 자신에게 맞는 정보인지 판단할 방법이 없습니다. 그래서 녹내장 전문의로서 최대한 객관적으로, 그리고 스스로 녹내장 환자인 덕에 환자의 입장에서 주관적으로도 녹내장에 대한 이야기를 쓰기로 했습니다.

2016년 여름에 책을 냈는데 벌써 2년 가까이 흘러버렸습니다. 첫 번째 판에서 장난스럽게 붙여넣었던 멜버른 여행 이야기와 스케치는 빼고 이번에는 녹내장에 관한 내용만을 담았습니다. 다만, 이 책에서 다루는 내용은 일반적인 녹내장에 관한 총론이기에, 병의 종류와 상태에 맞는 처방과 치료지침은 개개의 환자를 자세히 진료한 의사의 소견이 더 중요하다는 점 말씀드립니다.

2018. 6

김창식

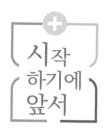

시작 하기에 앞서

💬 녹내장이라는 병이 널리 알려진 병이 아니기에 환자들을 위한 정보가 많지 않습니다. 오랫동안 녹내장 전문의로 환자들과 함께하면서 막연한 두려움과 잘못된 인식으로 인해 많은 환자가 하지 않아도 될 고생까지 겪는 모습을 보아왔습니다. 전문가의 입장에서 볼 때, 인터넷을 비롯한 각종 매체는 사실과 다르거나 왜곡된 정보들을 흔히 볼 수 있습니다. 안타깝게도 많은 환자들은 이런 것들로 인해 혼란을 겪고 있지만, 환자의 입장에서 어느 것이 옳고 어느 것이 그른지 판단하기란 쉽지 않은 노릇입니다. 이에 환자의 입장에서 녹내장에 대한 이해를 도울 수 있고, 믿을 만한 지침을 만들어 보고자 하였습니다.

제목을 『녹내장 가이드북』이라고 거창하게 붙이긴 하였으나, 글 쓰는 공부를 한 적이 없어 이런 글이 어떻게 분류되어야 하는지조차 모릅니다. 그저 녹내장을 평생 진료하고 있는 사람으로서, 제 환자들께 해드리고 싶은 크고 작은 이야기들을 담아보고자 합니다.

녹내장(綠內障, glaucoma)이라는 병은 눈에서 받아들인 시각정보를 뇌로 전달해 주는 '시신경(視神經)'이라는 조직이 서서히 손상되는 병입니다. 그 결과 눈앞의 시야에 안 보이는 부분이 생기게 되고, 그대로 두면 결국 시신경이 모두 망가져 실명하게 되는 병입니다. 한번 망가진 신경은 되살릴 방법이 없어 녹내장은 전 세계적으로 돌이킬 수 없는 실명을 일으키는 가장 흔한 질환 중 하나입니다. 우리나라에도 40세 이상의 사람들 중 5~6% 정도는 녹내장이나 녹내장 의증(綠內障 疑症, 녹내장이 의심되는 상태)을 가지고 있다는 조사결과가 있으니, 대략 100만 명 이상이 해당할 정도로 드물지 않은 병입니다. 하지만 비교적 잘 알려지지 않았기 때문에 많은 환자가 본인이 녹내장임을 모르는 채 살아가고 있는 실정입니다.

갑자기 녹내장이라고 진단받으면 환자나 그 가족들은 당장 앞이 막막해지기 마련입니다. 물론 녹내장이 무서운 병인 것은 분명하지만, 녹내장의 실체를 잘 모르기 때문에 실제보다 과장된 공포감을 느끼게 됩니다. 인터넷 등에는 정보가 넘쳐나지만, 그 안에 어지럽게 혼재된 잘못된 정보들도 환자를 힘들게 합니다. 이 책으로 인해 녹내장으로 고생하시는 분들과 그 가족들에게서 조금이라도 녹내장에 대한 두려움을 덜어낼 수 있으면 좋겠습니다. 아울러 어차피 떼어내 버리지 못하는 녹내장이라면 병과 친해져 살살 달래가면서 여유롭게 살아갈 수 있기를 희망합니다. 마음의 여유를 갖고 환자 자신과 가족들이 서로를 돌아보며 더 이해하고, 녹내장을 치료하는 의사와 환자도 서로의 입장을 조금씩 헤아려 더 친해질 수 있으면 하는 바람이 큽니다. 우리 편(나, 가족, 의사)이 많을수록 적(녹내장)과 싸울 힘이 세지겠지요.

이 세상의 모든 녹내장 환자분들이 병을 더 잘 이해하여, 병에 휘둘리지 말고 행복한 삶을 살게 되길 진심으로 기원합니다. 아울러 녹내장과 싸울 수 있는 약제와 장비를 개발하고 공급해주는 업체 관계자분들께도 감사의 마음을 전하며, 이 병을 치료하는 모든 의사에게도 응원을 보냅니다.

여기 쓴 글들은 제가 녹내장에 대해 오랫동안 치료하고 연구하면서 얻은 지식과 여기에 제가 스스로 터득한 주관적인 신념들을 추가한 것입니다. 이는 모든 제 환자들께 말해주고 싶은 내용들입니다. 하지만 보는 관점에 따라, 사람에 따라 다른 의견이 있을 수 있습니다. 또 세월이 지나면 언젠가는 여기에 늘어놓은 제 말들이 엉터리 구식 이야기가 되어버리는 날이 반드시 오게 될 것입니다. 그렇더라도 지금 상태에서는 우리가 알고 있는 모든 지식을 총동원해 최선의 노력을 할 수밖에 없는 노릇입니다.

어느 날 현명한 연구자가 녹내장의 원인을 규명하고 이를 완치해낼 수 있는 그런 날이 빨리 왔으면 정말 좋겠습니다.

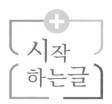

💬 20년 넘게 녹내장을 전문으로 하는 안과의사로 살아오면서 녹내장 환자들의 크나큰 스트레스를 간접적으로 경험하며 살아왔다. 녹내장은 실명을 유발하는 병이고, 일단 병이 시작되면 돌이킬 수 없으며, 뿌리를 뽑아 완치할 수 없다는 사실이 많은 환자를 절망하게 한다. 이는 대부분의 안과의사에게도 마찬가지여서 녹내장 환자를 발견하면 병 자체에 대한 걱정과 함께 앞으로의 치료에 대해서 겁이 나기 마련이다. 의사의 걱정은 환자에게 더 큰 위협으로 전이되어 절망하기도 하고, 많은 이들이 삶 자체를 다시 계획해야 한다는 암울한 상황에 빠지게 된다.

하지만 최근의 연구에서 녹내장에 걸린 사람이 일생 동안 실명에 도달하는 위험도를 조사했는데, 미국의 1980년대 이전 조사에서는 녹내장 환자가 한쪽 눈을 실명할 확률이 25% 정도, 양쪽 모두 실명할 확률이 10% 내외였으나, 1980년대 이후 최근의 조사에서는 한쪽 실명의 확률이 15% 정도로 줄어들었고, 양안 실명은 전체 환자의 5% 내외에서 발생한다고 보고하였다. 한편, 우리나라에 흔한 정상안압녹내장 환자를 분석한 우리나라의 최근 조사결과로는 녹내장이 발견되고 나서 한쪽 눈이 10년 안에 실명할 확률이 2.8%, 15년 안에는 8.7%로 나타났다. 녹내장으로 진단받으면 거의 모든 환자들이 곧 실명할 것 같은 공포에 떨지만 실명 확률이 그렇게 험악한 수치는 아니고, 양쪽 눈의 실명 확률은 훨씬 더 낮을 것이다.

하지만 실명할 확률이라는 것은 참고자료일 뿐이어서, 발견 당시의 녹내장 진행 정도와 녹내장의 종류, 그 사람의 몸 상태, 그리고 발견 이후의 치료경과에 따라 다르게 나타나기 때문에 일률적으로 말하기 어렵다. 물론 아직도 무서운 수치이기는 하지만, 통계에 나타난 실명환자들의 대부분은 녹내장을 너무 늦게 발견한 경우이거나 치료를 받지 않은 사람들이었다. 더욱이 지금은 실명 위험률 조사 당시에 비하여 훨씬 효과적인 약제들이 속속 개발되어 사용되고 있고, 수술방법도 발전하고 있기에 녹내장으로 인한 실명의 위험은 시대가 지날수록 줄어들고 있는 게 확실하다. 따라서 아주 늦기 전에 녹내장이 발견된 환자는 치료를 잘 받으면 대부분 평생 실명하지 않고, 보고 읽으며 여생을 즐길 수 있다고 말할 수 있다.

실제로 최근 녹내장에 대한 인지도가 많이 높아져 과거에 비하면 많은 사람들이 녹내장에 대해 관심을 가지고 있고, 그만큼 조기치료가 이루어지고 있는 편이다. 조기 발견과 조기 치료는 녹내장으로 인한 실명을 예방할 수 있는 가장 좋은 방법임은 말할 필요도 없다.

그러나 녹내장 발생률, 실명확률 등 통계에 제시된 숫자가 아무리 낮더라도, 그게 본인에게 발생한다면 100%와 다를 바 없는 것이 아니겠는가? 하지만 다행히도 녹내장이라는 병은 진행이 빠르지 않은 병이다. 물론, 예외적으로 빠른 진행을 보이는 경우가 있기는 하지만, 녹내장 전체 환자의 평균적인 진행속도로 계산하면 녹내장이 처음 발병되고 나서 실명에 이르기까지 대략 30년 이상이 걸린다. 역시 녹내장이 발견된 시점에 따라 남은 기간은 달라지고, 그 외에도 녹내장의 종류, 환자의 나이, 전신상태, 치료 경과에 따라 아주 다른 경과를 보인다. 우리나라에서 가장 흔한 형태의 녹내장인 정상안압녹내장은 평균보다 진행이 더 늦다고 알려져 있지만, 역시 당뇨병 같은 다른 고질병으로 몸이 허약하다면 상당히 빨리 진행될 수 있다. 반대로, 진행이 아주 빠른 것으로 알려진 폐쇄각녹내장은 일찍 발견하고, 원인에 대한 치료를 제때 받아 안압만 잘 조절해주면 정상인과 같은 삶을 살 수도 있다.

이런 사실에 기초하면 대부분 환자가 느끼는 두려움은 어찌 보면 허황하게 과장되었다고 할 수 있다. 그러나 아무리 확률이 낮더라도 그 소수의 %에 내가 들어갈 수 있다는 점이 환자를 불안하게 하고, 의사를 불안하게 한다. 이것이 아무리 통계나 과학적 근거를 들이대도 환자들이 안심하지 못해 불안에 떠는 이유일 것이고, 동시에 근거 없는 화려한 미사여구로 환자를 유혹하는 터무니없는 허위광고나 소문의 꼬임에 빠지는 이유일 것이다.

사람이 어려움에 닥쳤을 때 심사숙고하고 조심하는 것은 필요한 일이지만, 사리에 맞지 않고 도를 넘어서는 지나친 걱정은 삶의 질(Quality of Life)과 전체 상황을 오히려 악화시킬 뿐이다. 이제 이 책에서 녹내장 전문의로 오랜 기간 녹내장을 치료해온 사람으로서, 동시에 스스로 녹내장에 걸려 치료받으며 녹내장과 함께 지내는 모습을 가감 없이 전달함으로써 녹내장에 대한 이해를 돕고, 무형의 두려움을 조금이나마 걷어내고자 한다.

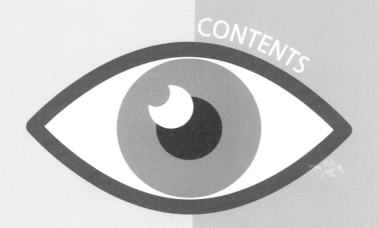

CONTENTS

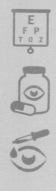

녹내장이 발견되다

2007년 11월, 한국녹내장학회에서 우리나라 녹내장 유병율(有病率)에 대한 조사를 시작하였다. 그때까지만 하더라도 우리나라에는 안과뿐 아니라 의료계 전반에 걸쳐 질병에 대한 제대로 된 기초통계가 거의 없는 상태였다. 2005년에도 서울에서 조사를 시작하였으나 주민들의 참여도가 낮아 제대로 된 통계를 낼 수가 없었다. 우여곡절 끝에 한국녹내장학회는 충남 금산으로 대상 지역을 확정하고, 금산군 남일면 면사무소에 역학조사 검진실을 설치하였다. 정확한 조사를 위해 모든 대상자를 전문의가 진료하기로 하였기에, 4명의 전문의가 교대로 조사기간 동안 1주일에 2~3일씩 남일면에 교대로 머무르며, 4명의 보조의료진과 함께 검진을 하고 있었다.

검진을 위해 녹내장 진단에 필요한 모든 장비를 설치하여 운영하고 있었는데, 어느 날 녹내장 스크린용 시야검사기계가 갑자기 작동을 멈추어 버렸다. 역학조사는 진행 중이었고, 서울에서 장비업체가 수리하러 금산까지 내려오는 걸 기다릴 시간이 없었다. 우리끼리 장비를 리셋 했는데, 정상으로 작동하는지 테스트를 해봐야 했다. 마땅한 대상자가 없어 아무런 생각 없이 내 눈을 테스트해보라고 했다.

검사결과를 본 검진팀 기사가 고개를 갸우뚱한다.

"결과가 이상한데요? 장비가 제대로 작동하지 않는 것 같아요."

들여다보니 내 오른쪽 눈에서 초기 녹내장 환자의 시야 결과가 나왔다. 다른 시야 검사기로 한 번 더 검사해 보았지만 같은 결과가 나왔다. 돌이켜 생각해보니 수년 전에도 병원 외래에 새로운 안저카메라를 설치하고 내 눈을 찍어봤을 때도 오른쪽 눈만 이상 소견이 나왔던 기억이 떠올랐다. 당시에는 '아래 위 영상이 대칭으로 나오지 않으니 카메라의 렌즈나 미러에 문제가 있을 것이다. 교정해서 설치하라'고 당당하게 주문을 하고는 잊어버렸었다.

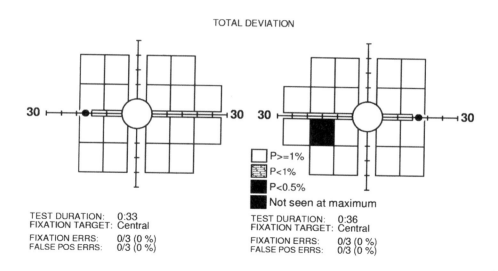

녹내장 스크린용 시야 검사결과
(오른쪽 우측 눈의 검게 표시된 부분이 시야결손 부위)

이처럼 녹내장은 자각증상이 없는 병이다. 그렇게 눈에 관한 한 아무런 불편을 느끼지 못했기에, 녹내장만을 염두에 두고 살아온 지 수십 년인 나도 내게 녹내장이 있을지도 모른다는 생각은 전혀 해본 적이 없었다. 상태로 보아 시작한 지 몇 년은 되었음 직하지만 그동안 일체 증상을 느끼지 못했고, 심지어 우연한 기회에 시신경 사진을 찍었고, 그 결과가 답을 빤히 보여주고 있는데도 무시하고 몇 년이 흘러버린 것이다.

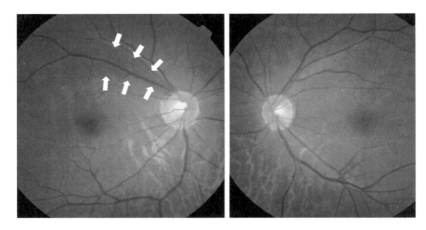

발견 당시 저자의 안저 사진
(왼쪽 그림에 화살표로 표시한 부분이 우안 의 망막신경섬유층 결손부위,
오른쪽 그림은 정상인 좌안)

그제야 '앗 뜨거라' 싶어 다른 녹내장 검사를 해보았다. 안저 사진, 시야 검사, 망막신경섬유층 단층촬영(OCT) 등 모든 검사가 일괄적으로 내 오른쪽 눈에 초기 녹내장의 소견을 보여주고 있었다. 단지 안압(眼壓)만 정상이었다. 금산 남일면에서 시행한 녹내장 역학조사에서 밝혀졌지만, 우리나라에는 안압이 높지 않은 정상범위에 있으면서 다른 녹내장과 똑같이 점차 시신경이 망가져 가는 '정상안압녹내장(定常眼壓綠內障, normal tension glaucoma)'이 가장 흔하다. 나도 정상안압녹내장에 걸린 것이었다.

예전에는 녹내장 검사로 단순히 안압만 측정하던 시절이 있었다. 정상 안압이 10~20(단위: mmHg)이기 때문에 안압이 21을 넘지 않으면 녹내장이 아니라고 했었다. 그러나 2004년에 일본에서 안압이 정상인 상태에서 녹내장이 진행되는 정상안압녹내장이 압도적으로 많다는 보고를 하였고, 우리나라에서 2007~2008년에 시행한 역학조사에서도 비슷하게 정상안압녹내장이 가장 흔한 형태의 녹내장임이 밝혀졌다. 따라서 이제 안압만 측정해서는 녹내장을 진단할 수 없게 되었다.

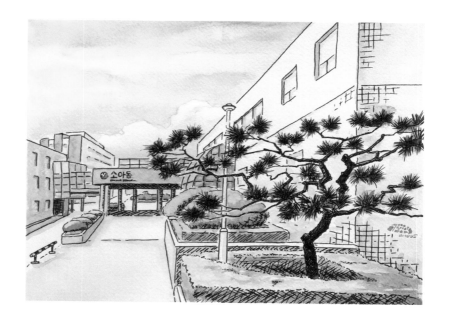

녹내장의 진단방법

녹내장을 진단하려면 몇 가지 검사를 해야 한다. 모든 검사를 다 해야 진단을 내릴 수 있는 것은 아니고 한두 가지에서라도 명확하게 녹내장임을 확인하면 바로 진단할 수도 있다.

- 안압측정
- 시신경검사
    : 시신경유두함몰비 검사, 망막신경섬유층 사진
    : 망막신경섬유층 단층촬영 (OCT, HRT, GDx 검사 등)
- 시야검사
- 전방각경검사

1) 안압측정

우리가 혈관의 압력을 혈압이라고 하듯, 눈에도 압력이 존재하는데, 이것을 '안압(眼壓, intraocular pressure)'이라고 한다. 적당한 안압이 유지되어야 눈이 정상적인 모양과 기능을 유지할 수 있다. 안압은 간단하고 통증 없이 짧은 시간에 측정할 수 있다. 정확한 안압을 측정하려면, 눈에 점안용 마취 안약과 형광물질을 넣고 진료용 세극등현미경에 붙어있는 골드만안압계라는 기구를 눈의 검은 동자 부위에 잠시 접촉하여 압력을 잰다. 보다 간편하게 의사가 손에 들고 눈에 몇 차례 간단히 접촉해서 안압을 재는 장비도 개발되어 있고, 건강검진 등에서는 마취 안약도 필요없는 비접촉안압계로 눈에 바람을 불어 안압을 측정할 수도 있다.

정상 안압은 10~20mmHg로 알려져 있고, 이보다 높으면 시신경이 눌려 손상되거나 눈으로 들어가는 혈액순환에 방해를 받아 녹내장이 발병할 우려가 크다. 그러나 안압이 높지 않으면서 녹내장이 발생하는 '정상안압녹내장'이 우리나라에 가장 흔하므로, 안압이 정상이라고 해서 녹내장이 아니라고 할 수 없다. 따라서 아래의 검사를 더 시행해야 한다.

2) 시신경유두함몰비 검사

눈 속의 뒤쪽에는 빛을 받아들여 감지하는 '망막'이라는 얇은 신경조직이 펼쳐져 있다. 이 망막에서 받아들인 신호를 뇌로 전달하는 조직을 '망막신경섬유(網膜神經纖維, retinal nerve fiber)'라고 하는데, 이 신경섬유들은 눈 뒤쪽 중앙 부위에 존재하는 '시신경유두(optic disc)'라는 곳으로 모여 눈 밖으로 나가 뇌로 연결된다.

정상인에서 시신경유두는 불그스레한 빛을 띠는 망막신경섬유세포들로 채워져 있고, 신경섬유들이 사방에서 모이는 중심 부근에 작고 얇은 함몰(움푹 패임)이 노란색으로 보인다. 하지만 녹내장이 발생하면 망막신경섬유의 일부가 죽어서 없어지게 되고, 그만큼 망막신경섬유층이 얇

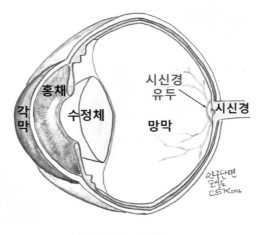

안구 단면 모식도

아진다. 따라서 시신경유두의 중심 부근을 채우고 있어야 할 망막신경섬유층이 사라진 자리가 텅 비게 되어 시신경유두의 함몰이 커진다. 따라서 붉은빛을 띠는 망막신경섬유테가 얇아지고, 옅은 색으로 보이는 함몰부위가 커진다.

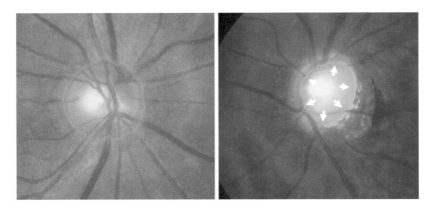

정상 시신경유두(왼쪽)와 녹내장으로 유두함몰비가 커진
녹내장 환자의 시신경유두(오른쪽)

검사는 진료실에서 간단한 기구를 통해 눈 안을 들여다봄으로써 관찰할 수 있다. 눈동자를 키우는 산동제를 점안하면 더 쉽고 자세히 검사할 수 있다. 사람마다 차이가 있기는 하지만 정상인의 유두함몰비는 시신경유두 크기의 3/10 ~ 5/10 정도의 함몰된 부분이 있다(시신경유두함몰비: Cup/Disc ratio, CD ratio. 정상은 0.3~0.5). 녹내장 환자에서는 이것이 시간이 지나며 점차 커지는 게 특징적인 변화이다.

3) 망막신경섬유층 사진 촬영

눈에서 받은 빛을 뇌로 전달하는 망막신경섬유 조직이 손상을 받아 점차 얇아지고 결국 없어지게 되는 것이 녹내장이다. 이 망막신경섬유층을 사진으로 찍으면, 정상적으로 반짝반짝 빛나야 할 신경층이 얇아지거나 소실되어 빛의 반사가 없어지기 때문에 손상된 부분이 어둡게 보인다. 이는 특히 초기 녹내장의 진단에 도움이 되고 컬러 사진으로도 확인할 수 있으며, 전용 흑백촬영기를 사용하면 좀 더 쉽게 구별할 수 있다.

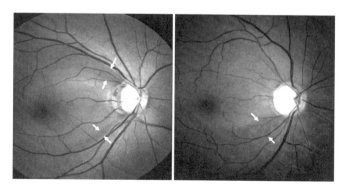

망막신경섬유층 사진
(화살표 사이의 어두운 부분이 신경섬유층이 사라진 손상 부위)

단순히 사진을 찍는 검사이기 때문에 검사받기는 어렵지 않다. 눈앞에 켜놓은 불빛을 바라보고 있으면 번쩍하고 플래시를 터뜨려 순식간에 눈 안의 사진을 찍는다. 아기동자를 키우지 않고 사진을 찍기도 하고, 동자를 키우는 산동제를 사용하면 보다 선명한 사진을 얻을 수 있다.

4) 시야검사

사실 녹내장에서 일차적으로 손상되는 조직은 '신경절세포(神經節細胞, retinal ganglion cell)'이다. 신경절세포는 망막의 시세포(視細胞, 색깔을 구분하는 원뿔세포와 명암을 구분하는 막대 세포)에서 받은 정보를 취합하는 기능을 하고, 신경절세포에서 나온 망막신경섬유가 이를 뇌로 전달한다. 신경절세포가 죽으면 망막신경섬유도 같이 죽는다.

이렇게 신경절세포가 없어진 부분으로 들어오는 빛은 그 정보를 취합하고 전달할 세포가 없기 때문에 뇌에서 빛이 들어왔다는 사실을 인식하지 못한다. 시야검사는 정상인에서 (눈을 움직이지 않고) 보여야 하는 부분이 이 사람에서도 잘 보이는지 확인하는 검사이다. 어두운 암실에서 피검자가 이마와 턱을 기대어 고정한 상태에서 정면의 한 점을 보고 있도록 한다. 그 상태에서 눈앞의 여러 부분에 작은 빛을 비추어 환자가 눈을 움직이지 않은 채로 그 불빛을 인식하는지를 확인한다. 피검자는 불빛을 보았다고 생각되면 손에 쥐여준 스위치를 누르면 된다.

이때 밝고 흐린 불빛이 순서 없이 무작위로 여기저기에 비치는데, 피검자가 눈을 움직이면 다 볼 수 있다. 본능적으로 눈이 움직이기 쉽지만,

눈을 움직이지 않고 보이는 범위를 확인하는 검사이기 때문에 눈을 움직여 여기저기 쳐다보아서는 안 된다. 눈을 많이 움직이면 검사시간이 오래 걸린다. 검사는 보통 한쪽에 5분~10분 정도 걸리는데, 어두운 암실에서 눈을 움직이지 않고 검사받기가 생각보다 쉽지 않다.

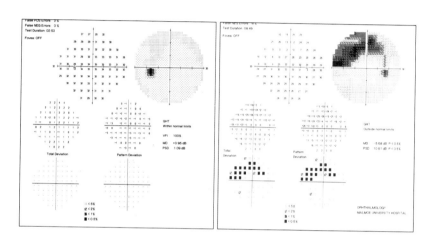

정상인의 시야검사(왼쪽)**와 녹내장 환자의 시야검사**(오른쪽)

▶ 검게 표시된 부분이 환자가 보지 못하는 영역인 시야결손 부위. 왼쪽 검사의 검은 점은 정상인에서도 보이지 않는 부분인 생리적암점이고, 오른쪽 녹내장 환자의 검사에서 검게 표시된 부분은 시야결손 부위를 나타냄.

검사 중에 잠깐씩 눈을 깜박이는 것은 상관없기 때문에 억지로 오래 뜨고 있으려고 애쓸 필요는 없다. 사실 흐린 불빛이 잠깐씩 여기저기 왔다 갔다 하기 때문에, 검사하다 보면 불빛을 보았는지 확실하지 않은 경우가 많은데, 어느 위치에 불이 들어왔었다고 알아챌 수 있다면 버튼을 누르는 게 좋다. 물론, 통증이 있는 검사는 아니지만 만일 검사 도중 계

속하기 힘들면 검사자에게 쉬고 싶다고 이야기해서 잠깐 쉬었다가 계속
하는 것도 좋은 방법이다.

　시야검사 결과지에서 검게 표시된 부분이 시야결손영역을 표시한 것
인데, 실제로 환자에게 검게 보이거나 이상하게 보이는 것은 아니고, 단
지 그 부분은 뇌에서 인지하지 못할 뿐이다.

　녹내장 초기에는 보통 중심 부분을 약간 비켜난 앞쪽이나 코 쪽 주변
부에서부터 시야결손이 발생하고, 병이 진행할수록 안팎으로 결손이 확
대된다. 하지만 아주 말기까지 중심 시야는 남아있고 결손 부위도 따로
이상하게 보이는 게 아니기 때문에 본인이 알아차리기 어렵다. 더욱이 시
력검사를 해보아도 평소와 같이 정상으로 나오는 경우가 대부분이기 때
문에 시력검사로는 녹내장을 알아볼 수 없다.

5) 망막신경섬유층 단층촬영

- OCT (Optical Coherence Tomography)
- HRT (Heidelberg retinal tomography)
- GDx (Scanning laser polarimetry) 검사 등

　앞에 설명한 망막신경섬유층 사진과 마찬가지로 망막신경섬유층을
검사하지만, 사진은 이차원적으로 앞에서 보는 표면만 보여주는 그림인
데 반해 단층촬영은 망막을 자른 가상의 단면을 보여준다. 따라서 망막

신경섬유층의 두께를 측정할 수 있고, 전체적인 병의 진행을 좀 더 포괄적으로 알 수 있는 정밀검사이다. 녹내장으로 망막신경섬유층이 정상인보다 얇아졌다면 그 위치와 정도를 확인할 수 있고, 본인의 망막신경섬유층이 시간이 지나면서 점차 더 얇아지는지 여부를 확인할 수도 있다.

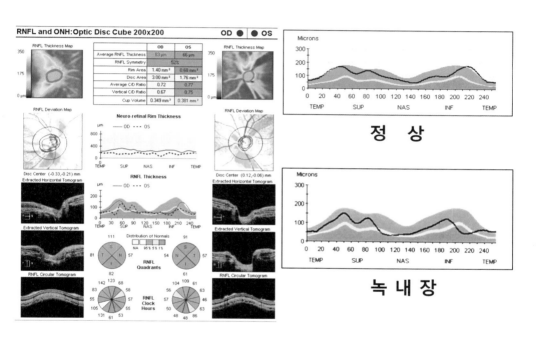

정상인의 OCT(우측 위)**와 녹내장 환자의 OCT**(좌측과 우측 아래)

▶ 정상인에서는 신경섬유층 두께를 나타내는 검은 선으로 된 그래프가 초록색으로 칠해진 정상영역을 벗어나지 않았다. 녹내장 환자에서는 신경섬유층의 일부가 얇아져 비정상을 표시하는 빨간색 부분까지 그래프가 떨어져 있다.

검사는 역시 환자가 이마와 턱을 기대고 눈앞에 켜 놓은 불빛을 바라보고 있으면, 레이저 빛으로 몇 초 만에 시신경주위를 스캔하여 두께를 측정한다. 통증도 전혀 없고 몇 초 걸리지 않는 짧은 검사지만 눈을 움직이지 않고 뜨고 있는 게 생각보다 쉽지 않다. 그러나 눈을 움직이지 않아야 좋은 결과를 얻을 수 있다.

6) 전방각경검사 개방각녹내장/폐쇄각녹내장

눈 검은 동자 표면에 있는 각막이라는 투명한 조직과 눈 안에서 빛의 초점을 맞춰주는 수정체 같은 조직들은 혈관이 없다. 이들 역시 살아있는 조직이기에 영양공급과 노폐물 제거가 필요하다. 이를 위해 눈 안에는 항상 방수(房水, aqueous humor)라고 하는 액체가 눈 안으로 분비되고 같은 양만큼 눈 밖으로 빠져나간다.

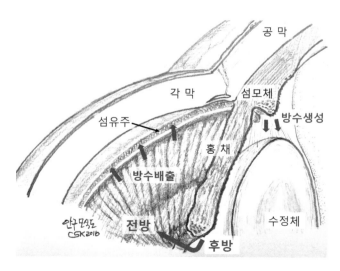

전방각의 구조, 방수의 생성과 배출

방수는 홍채 뒤쪽의 모양체(섬모체)라는 조직에서 눈 안의 '후방(pos-terior chamber)'이라는 공간으로 분비된다. 방수가 후방에 있는 수정체에 영양공급을 해주고 노폐물을 빼내어 동공을 통해 홍채 앞쪽으로 이동하여 각막에도 영양공급을 한다.

일을 마친 방수가 눈 밖으로 빠져나가는 배출구가 있는 부위를 전방각(前方角, Anterior chamber angle)이라고 하는데, 눈 맨 앞쪽의 각막과 그 뒤에 있는 홍채 사이에 형성되는 구석을 말한다. 이 구석에는 방수를 다시 혈관으로 돌려보내기 전에 이물질을 걸러내기 위한 채(거름망) 모양의 조직이 띠 모양으로 검은 동자 안쪽 주변부를 한 바퀴 삥 돌아 존재한다. 이를 섬유주라고 하는데, 이를 통과한 방수는 눈 밖으로 배출되어 다시 혈관으로 흡수된다.

홍채는 카메라의 조리개처럼 눈으로 들어오는 빛의 양을 조절하는 역할을 하는 조직이다. 모든 사람이 그런 것은 아니지만, 일부 환자에서는 나이가 들면서 수정체가 점차 두꺼워지거나 앞쪽으로 밀려 나와 바로 앞의 홍채와 접촉하게 되는 수가 있다. 그러면 방수가 후방에서 전방으로 이동하는 통로가 막히게 되고(이를 '동공차단'이라고 함) 후방의 압력이 상승한다. 그 압력으로 인해 홍채가 앞쪽으로 볼록하게 나오게 되면 전방각이 좁아지게 된다. 이게 더 심해져서 방수의 유출로인 섬유주를 홍채가 덮어버리게 되면 방수가 빠져나갈 길이 막힌다. 이 경우 안압이 아주 높게 올라가 신경이 망가지게 되는데, 이를 '폐쇄각녹내장(閉鎖角綠內障, Angle closure glaucoma)'이라고 한다.

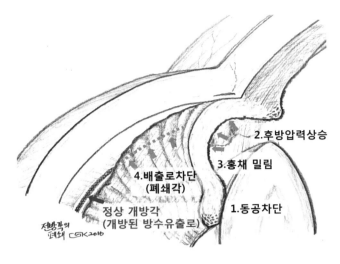

2.후방압력상승

3.홍채 밀림

4.배출로차단
(폐쇄각)

1.동공차단

정상 개방각
(개방된 방수유출로)

전방각의
폐쇄 CSK2016

전방각의 폐쇄

    이렇게 방수유출로가 막히면서 안압이 갑자기 높이 올라가는 것을 '폐쇄각녹내장 발작'이라고 하며 이는 시급한 치료를 요하는 응급질환이다. 예전에 우리나라에 아주 많이 발생하는 녹내장의 일종이었지만, 근래에는 우리나라 사람들의 체형이 서양화되면서 발생빈도가 많이 줄었다. 그러나 아직도 나이 많은 연령층에서는 드물지 않게 발생한다.

    이렇게 방수가 빠져나가는 길목인 전방각이 열려있는지, 막혀있는지를 확인하는 검사를 전방각경검사라고 한다. 몇 분 내로 간단히 검사받을 수 있으며, 환자가 진료의자에 앉은 상태로 눈에 마취제 안약을 넣고, 특수렌즈를 검은 동자에 부착하고 의사가 진료용 세극등현미경으로 검사한다. 마취약을 넣었고 눈에 붙이는 렌즈에 검사용 윤활제를 바르기 때문에 검사 시 통증을 동반하지는 않는다. 잠시 눈이 눌려있었기에 검사 후에 일시적으로 흐리게 보일 수 있지만 바로 회복된다.

전방각이 막혀있거나, 막힐 위험성이 큰 것으로 확인되면 전방각을 넓혀주기 위해 약물치료나 레이저치료를 하는 것이 좋고, 전방각이 열린 상태에서 녹내장이 발생했다면 개방각녹내장으로 진단하고 보통 약물치료를 시작한다.

요즘에는 과거와 비교하면 우리나라 사람들의 체형이 많이 바뀌었다. 이는 눈도 마찬가지여서 수십 년 전에 드물던 근시가 아주 흔해진 것처럼, 과거에는 전방각이 좁은 사람이 많았는데 비해 요즘은 대부분 사람들의 전방각이 아주 넓다. 따라서 이런 전방각검사는 모든 환자에게 필요한 것은 아니다. 일반적으로 안과에서 기본적으로 실시하는 세극등현미경으로 보기만 해도 전방각이 넓은 사람은 금방 알아볼 수 있으므로, 이럴 때는 굳이 전방각경검사를 할 필요가 없다. 전방각이 좁아 폐쇄각이 의심되는 일부 환자에서 이 검사를 시행하게 되는데, 과거에 비해 요즘은 폐쇄각녹내장의 발생이 줄어 흔하지 않아 점차 검사빈도가 낮아지고 있다.

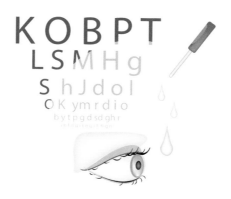

녹내장이 있는지 확인하려면?

녹내장이 아무런 증상도 없이 나도 모르게 진행해서 실명할 수도 있다는데, 그렇다면 이렇게 무서운 녹내장이 내게 있는지 확인하려면 저런 검사를 모두 다 받아야 하나?

폐쇄각 녹내장 발작 등 일부 녹내장에서는 통증 등의 증상이 동반되지만, 대부분의 녹내장은 환자가 느낄 수 있는 증상이 없다. 따라서 녹내장이 발생한다 하더라도 대부분의 환자는 스스로 녹내장인지 가늠할 수 없다. 실제로 녹내장에 걸렸어도 본인이 그 사실을 알고 있는 경우는 많지 않다. 우리나라 역학조사에서는 발견된 환자의 약 10% 정도에서만 스스로 녹내장 환자임을 알고 있었고, 나머지 사람들은 전혀 모르고 있었다. 이는 선진국에서도 마찬가지여서, 가장 높게 나타난 보고에서도 50%가 되지 않는다. 따라서 정기적인 검진으로 녹내장 여부를 확인할 수밖에 없다는 점이 아쉽지만 어쩔 수 없는 형편이다.

하지만 단순히 녹내장이 있는지를 확인하기 위해서라면 저렇게 모든 검사를 다 받아야 하는 것은 아니다. 앞에 설명한 저런 검사를 모두 받을 필요도 없고, 모든 사람이 번거롭게 검사비가 비싼 저런 장비를 갖춘 큰 병원을 찾아갈 필요도 없다. 일반 개인 안과에서도 안압측정과 안저 검사로써 녹내장 유무 확인(스크리닝)은 얼마든지 할 수 있다.

드물지만, 가끔 그러는 환자들이 있는데, 병원에 온 이유에 대해 아무

말도 하지 않고 '의사, 네가 맞춰봐라'하는 식은 곤란하다. 단지, 녹내장인지 확인해달라고 말하면 된다.

극히 드물게 녹내장을 갖고 태어나는 선천녹내장이라는 병도 있지만, 원래 녹내장은 40대 이후에 주로 발병하는 병이라고 알려져 있다. 하지만 근래에 건강검진이 보편화되고 라식이나 라섹 등 굴절수술을 받는 사람이 늘어나면서 의사들이 녹내장 여부를 자주 확인하기 때문에 20대, 30대 젊은 사람에서도 녹내장이 많이 발견된다.

또 한가지 조심해야 할 점은, 다른 질환으로 안과에 다니고 있는 환자라고 하더라도 의사가 녹내장이 있는지 의도적으로 검사를 해보기 전에는 녹내장 여부를 알기 어렵다는 사실이다. 의사가 자기가 보는 모든 환자에게 녹내장이 있는지 검사를 한다는 것은 현실적으로 어렵다. 두통을 호소하는 모든 사람에게 CT나 MRI를 찍을 수 없는 것처럼, 녹내장이 흔한 병이 아니기에 병원에 온 모든 환자에게 녹내장 검사를 하는 것은 사회적 낭비일 뿐 아니라, 환자에게도 과잉진료를 하는 것이다. 따라서 다른 병으로 안과를 다니는 환자가 본인 눈에 녹내장이 있는지 확인하고 싶다면 의사에게 녹내장이 있는지 봐달라고 이야기하는 것이 좋다.

이런 글을 쓸 때마다 항상 걱정되는 점이 하나 있다. 어떤 병에 대한 정보를 많이 접하면 듣는 사람은 얘기마다 자기가 해당하는 것 같은 생각이 들기 마련이다. 따라서 과도한 걱정을 하게 되고, 필요없이 병원을 찾게 되어 불필요하게 의료비용이 늘어나는 문제점이 있을 수 있다. 그나마 병원에 가서 정상임을 확인하고 마음이 편해지면 다행인데, 병이 있다고 듣게 될까 두려워 병원에 가지 않고 찜찜한 마음을 간직한 채 살아가는 사람이 드물지 않다.

우리나라는 전 세계적으로 의료의 질이 우수함을 인정받고 있다. 의료기관이 많고 접근성과 의료제공이 원활하고, 수준이 높으면서 비용이 싸다고 인정한다. 이는 선진국을 포함한 외국의 여러 나라가 많이 부러워하는 부분이다. 그렇지 않은 경우도 있겠지만, 우리나라에선 전반적으로 저렴한 비용으로 우수한 의료진에게 쉽게 진료받을 수 있다.

그럼에도 많은 사람들이 우리나라의 의료에 불만을 가지는 것은 잘못된 의료전달체계로 인해 큰 병원으로 환자가 몰리는 현상에서 비롯된 부분이 크다. 기본적으로 불신의 문제이고 이는 우리나라 환자들의 성향이 특별하다고 할 수 있지만, 이런 현상을 유발한 것은 의사들의 책임이 가장 크다고 볼 수 있다. 환자의 입장에서 가장 큰 어려움 중의 하나는 어느 의사가 실력 있고 덕망있는지 알 도리가 없는 것인데, 결국 근거가 약한 입소문이나 병원의 위치, 인테리어, 광고 등을 보고 판단할 수밖에 없다. 참 답답하지만, 역시 마땅한 해결책이 안 보인다.

자! 그럼 내가 녹내장인지 확인하려면? 가까운 안과를 찾아가서 '녹내장인지 확인해보고 싶다'고 의사에게 얘기하면 된다.

녹내장이 없다면 검사받는 데 아프지도 않고, 시간이 오래 걸리지도 않으며, 비용이 많이 들지도 않을 것이다. 녹내장이 아니라고 확인받으면 그대로 마음 편히 일상생활로 돌아오면 된다. 단, 한번 녹내장이 없다고 판정받았다 하더라도 그게 평생 지속되지는 않는다는 점이 문제다. 녹내장은 나이가 들면서 걸릴 확률이 높아지는 병이다. 남일면 역학조사에서 40대 나이에서는 2~3% 정도 유병률을 보이지만, 80대로 가면 10%까지 올라간다. 따라서 학회에서는 최소한 1년에 한 번 정도 녹내장 여부를 확인해주는 게 좋다고 권하고 있다.

내 진료실에서는 2년 혹은 3년에 한 번씩 병원에 오게 하는 환자도 있다. 이런 경우는 현 상태에서 녹내장이 아닌 게 확실하고, 설사 나중에 녹내장이 발생하더라도 진행이 빠르지 않은 종류의 녹내장이 생길 것으로 예상하는 경우다. 하지만 이 책과 같이 불특정 다수를 대상으로 하는 경우는 절대 그렇게 이야기할 수 없음을 독자는 이해해주길 바란다.

이렇게 녹내장 정기검진을 할 때의 어려운 문제 중 하나가, 실제 녹내장 환자는 많지 않지만, 녹내장이 의심되는 사람은 제법 많다는 점이다. 보통 '녹내장 의증'이라고 이야기하게 되는데, 이게 참 애매한 문제다. 사실 일반인을 대상으로 검진을 시행하면 정상인 경우가 가장 많지만, 정상이라고 말하긴 애매하고, 그렇다고 녹내장이라고 말하기도 어려운 경우가 있다.

이런 경우 녹내장이 아니라고 말해주면, 비록 가능성은 낮을지라도 치명적인 녹내장이 생길 수 있는 눈을 방치하게 될 위험성이 있다. 이게 불안한 의사는 경고성 진단으로 '녹내장 의증'이라고 알려주기 쉽다. 물론 필요한 일이지만, 이로써 환자는 많은 스트레스를 받을 수밖에 없다. 이 또한 많은 환자가 큰 병원으로 몰리는 원인 중 하나가 될 수 있다. 만일 본인이 '녹내장 의증'이란 말을 들었다면 혼자 고민하지 말고 큰 병원을 찾아가 확인을 하거나, 그게 불편하다면 개인병원에서 정기적으로 상태의 변화가 있는지 확인해야 한다. 두 경우 모두 바로 치료를 시작하거나 힘든 과정으로 들어갈 가능성은 매우 낮다.

녹내장 의증
(綠內障疑症, glaucoma suspect)이란?

녹내장 의증은 말 그대로 녹내장이 의심되는 상태를 말한다. 녹내장으로 진단하려면 안압이 높거나, 시신경이 손상되었거나, 시야결손이 나타나는 현상 중에서 녹내장을 나타내는 명백한 것이 한가지 이상 보이든지, 의심되는 소견이 두 가지 이상 동시에 있으면서 서로 인과관계가 일치해야 한다. 그렇지만 안압이 애매하게 높거나 다른 검사는 정상인데 시신경이 아주 경미하게 손상된 것처럼 보이는 경우, 시야검사가 정상은 아니지만 녹내장이라고 할 만큼 손상이 심하지 않은 경우를 드물지 않게 볼 수 있는데, 이런 경우들을 '녹내장 의증'이라고 한다. 정상인에게서도 시야검사가 애매하게 나오는 수가 있는데, 처음으로 해보는 검사가 낯설어 제대로 못하는 경우가 많고, 이때는 다시 검사하면 대부분 정상으로 나온다.

녹내장 의증은 짧은 시간 안에 녹내장으로 진행하거나 심각한 손상을 유발하는 경우는 거의 없다. 따라서 정기적인 관찰을 통해 녹내장으로 진행하는지를 확인만 하면 된다. 하지만 환자 입장에서는 대부분 녹내장 의증이란 말을 듣는 순간 녹내장으로 인한 '실명 가능성'에 대한 막연한 두려움에 사로잡히게 된다. 이로써 오래 기다려야 하고 불친절하고 비용이 많이 드는 큰 병원을 찾아가야 하는 불편을 겪어야 하며, 그게 싫어 큰 병원에 가지 않고 혼자서만 끙끙 앓게 되거나 때로는 병원에 다니는 것과 눈에 대한 관심 자체를 포기하고 마는 경우도 있다.

녹내장 의증이란 아직 확실하게 녹내장이 시작되었다고 말하기 어려운 상태이다. 설사 나중에 녹내장으로 진행되어 정식으로 녹내장이란 진단을 받는다고 하더라도, 앞에 언급한 것처럼 대부분의 이런 녹내장은 진행이 늦기 때문에 녹내장이 시작되어 시신경이 모두 망가질 때까지 보통 수십 년이 걸린다. 발견 당시부터 이미 제법 진행이 된 녹내장이 발견된 경우라고 할지라도, 치료함으로써 진행속도를 현격하게 늦출 수 있기 때문에 대부분 오랜 기간(보통 평생 동안) 현재의 생활을 유지할 수 있다. 그러므로 녹내장 의증이라는 진단 자체로 지나치게 걱정하는 것은 필요 없는 일이고, 정신건강에도 좋지 못하다.

실제 문제가 되는 경우는 병이 온 것을 모르고 악화되는 것을 방치하는 것이지, 녹내장 혹은 녹내장 의증임을 알고 관심을 가지고 정기적인 진료를 받는다면 실명에 대한 걱정은 거의 하지 않아도 좋다고 할 수 있다.

저자 스스로도 마찬가지이지만, 내가 진료해온 많은 녹내장 환자들이 성격이 꼼꼼하고, 자기 자신에게 너그럽지 못하며, 스스로 스트레스를 많이 받는 경향이 있다. 스트레스는 만병의 근원이다. 녹내장이라는 병이 왜 하필 나에게 생겼는가를 자책하고, 운명을 원망하고, 세상을 탓하기보다는 사람마다 각기 다른 얼굴과 키와 성격을 가지고 태어났듯이 녹내장도 그런 나의 특성 중의 하나라고 받아들일 수 있으면 한결 녹내장을 다루기가 쉬울 것이다. 그리고 내게 생긴 녹내장을 살살 달래가며 데리고 살겠다는 마음가짐을 가지면 좋겠다. 타고난 성격이 꼼꼼하기에 어쩔 수 없다고 포기하지 말고, 자꾸 자신에게 긍정적인 자기암시를 함으로써 스트레스를 줄이고, 가급적 여유 있고 느긋하게 생각하여 세상을 밝게 보려는 노력이 필요하다. 이런 것들이 이루어질 수 있다면 병의 치료도 한결 쉬워질 것이다.

녹내장이란?

그렇다면 녹내장(綠內障, glaucoma)이란 어떤 병인가? 녹내장을 한마디로 정의하자면 눈에서 받은 정보를 뇌로 전달하는 시신경(視神經)조직이 시간이 지남에 따라 서서히 망가지는 병이다.

망가지는 원인을 쉽게 말하자면, 첫째가 안압이 높아 물리적으로 시신경이 눌려 죽는 것이다. 안압이 60mmHg 이상으로 아주 높으면 하루 이틀 만에도 망가질 수 있지만, 대부분의 녹내장은 안압이 그렇게 높지 않기 때문에 수년간 혹은 수십 년간에 걸쳐 서서히 망가진다. 둘째로, 시신경조직으로 가는 혈액순환이 좋지 않아서 신경이 망가지고 녹내장이 발생할 수 있다. 물론, 안압이 높으면 눈 안으로 혈액이 들어가기 어려워져 역시 혈액순환도 나빠진다. 하지만, 고혈압이나 당뇨병 등 혈관질환을 앓고 있거나, 저혈압, 혈관 경련, 혹은 혈관 자체가 약해져 혈액순환이 안 좋은 여러 가지 병을 가진 사람은 안압이 아주 높지 않아도 녹내장에 걸릴 수 있다. 최근에는 녹내장의 발생 원인이 시신경 조직을 받쳐주고 보호해주는 구조물을 이루는 조직이 튼튼하지 못하여 녹내장이 유발된다는 연구도 있지만, 녹내장의 발병원인은 아직 확실히 밝혀지지 않았다.

어쨌건, 여러 가지 원인이 복합적으로 작용할 것으로 보는데, 모든 녹내장에서 공통으로 나타나는 것은 눈에서 받은 정보를 취합하는 신경절세포와 그 정보를 뇌로 전달하는 시신경 섬유라는 조직이 서서히 사라지는 것이다. 그러면 이들이 사라진 부분에 떨어지는 빛은 뇌로 전달되지 못하기 때문에 우리가 그 신호를 알아채지 못하게 된다. 이것을 시야결손이라고 하여, 우리가 바라보는 눈앞의 시야에 보이지 않는 부분이 생기는 것이다.

시야결손이 있는 환자는 일상생활에서 눈앞 일정 부분이 가려져 생활이 불편할 것으로 생각하기 쉽지만, 시야결손이라는 것은 한쪽 눈으로 정면의 한 점을 응시하고 있는 상태에서 주변에 안 보이는 부분이 있다는 의미이다. 그러나 우리는 양쪽 눈을 뜨고 살기 때문에 반대편 눈으로 그 부분을 볼 수 있어, 환자가 스스로 한쪽 눈의 시야결손을 알아차리기는 힘들다. 물론, 반대편 눈에도 시야결손이 있다면 시각기능이 확연하게 떨어질 것이다. 하지만 사실 양안에 시야 장애가 있더라도 아주 말기의 녹내장이 아니라면 환자들이 스스로 시야 장애가 있어 불편하다고 느끼는 경우는 흔치 않다. 시야결손이 심해 중심부에 좁은 시야만 남은 환자도 눈을 움직이면 모든 부분을 볼 수 있기 때문에 스스로 시야결손이 있음을 인지하기 어렵다.

이런 시야결손은 보통 중심 시야에 가까운 중심 부근부터 발생하거나, 주변 시야에서 시작하는데, 이런 초기시야결손이 있는 상태에서 적절한 치료를 받지 못하면 시신경 손상과 시야 손상이 진행하여 점차 시야결손 부위가 넓어진다. 마지막까지 중심 시야를 남겨두고 시야결손이 진행하기 때문에 역시 대부분 특별한 증상을 느끼지 못하며, 시야가 아주 많이 없어진 경우에는 환자가 보려는 곳(주시점) 주변만 좁게 보이고 나머지가 모두 보이지 않게 되어 중심 시야만 남는 상태가 된다.

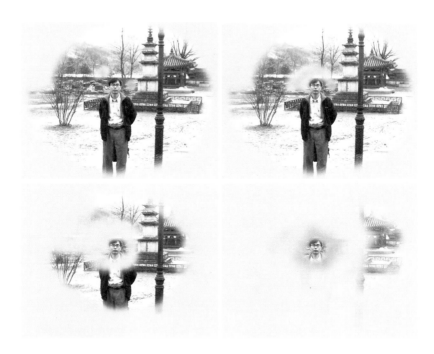

시야결손 부위를 나타내는 예시(왼쪽 위: 초기, 오른쪽 아래: 말기)

▶ 보고자 하는 부분은 잘 볼 수 있으나 그 주위는 인식하지 못하는 부분이 존재한다.

    이렇게 시야 손상이 진행하는 상태에서도 많은 환자가 아무런 증상을 못 느끼는 경우가 많다. 예민한 사람들은 중심 부근에 시야결손이 나타나면 침침하거나 눈곱이 낀 것처럼 보인다고 호소하기도 한다. 그러나 사람은 본능적으로 눈을 움직여 자기가 보고자 하는 것을 항상 중심 시야로 가져가기 마련이다. 따라서 중심부위 시야가 남아있는 환자는 아무리 주변부 시야가 좁아져 있다고 하더라도 보고자 하는 물건을 볼 수 있다. 혹시 이상을 느껴 시력검사를 해본다고 하더라도 시력은 평소와 같이 정상으로 나온다.

더구나 안 보이는 부분이 까맣게 가려지는 것이 아니고, 단지 정보가 전달되지 않아 주변 사물에 묻혀 안 보이거나 흐릿하게 보일 뿐 이상하게 보이는 것이 아니므로 크게 불편하지 않다. 하지만 시야가 많이 좁아져 중심 시야만 남아있는 환자는 물건을 찾으려면 눈을 많이 움직여야 해서 시간이 오래 걸리고, 주변의 장애물을 잘 인지하지 못한다. 평소 돌아다닐 때에도 옆에 사람이 지나가는 것을 알아채지 못해 잘 부딪치고, 문지방이나 나뭇가지에 머리를 부딪치기 쉬우며, 문턱이나 계단에서 넘

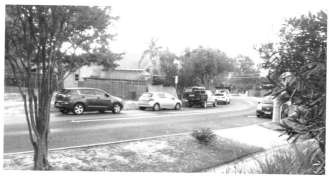

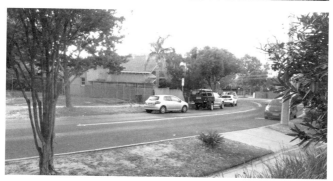

정상인(위)**과 녹내장 환자**(아래)**의 시야 예시**
▶ 주변부의 차량이 안 보이거나 흐리게 보인다.

어지는 경우가 많다. 운전할 때 앞을 보고 있으면 앞의 차량과 도로는 보이지만 그 주변의 신호등, 옆에서 다가오는 차량이나 사람 등을 알아보지 못해 위험하다. 따라서 자기가 불편을 못 느끼고 있더라도 스스로 커다란 위험에 빠지거나 남들에게 위험을 초래할 수 있어 각별한 주의가 필요하다.

녹내장이 더 진행하여 시야결손이 중심 시야까지 침범하면 문장이나 글씨 일부가 가려지게 되고, 사람의 얼굴도 일부만 보이게 된다. 여기에서 더 악화되면 중심부위 시야마저 모두 손상되어 결국 시력까지 소실되게 된다.

아직도 녹내장으로 인한 실명은 수술을 포함한 어떤 방법으로도 되돌릴 수 없으며, 노인성 황반변성(연령관련 황반변성, Age-related Macular Degeneration, AMD)과 함께 우리나라를 포함한 선진국에서 영구적 실명을 유발하는 가장 흔한 원인이다. 따라서 녹내장은 이런 영구적 손상이 오기 이전단계에서 발견하여 적극적인 치료를 함으로써 실명이 오지 않도록 막아야 하는 병이다.

녹내장의 증상

　많은 사람이 녹내장의 증상이 무엇이냐고 물어본다. 그것은 의사들도 마찬가지여서 다른 과 의사들도 녹내장의 증상에 대해 물어보는데, 그것은 녹내장이라는 무서운 병에 대해 알게 되었을 때 혹시 내가, 혹시 내 환자가 녹내장이 아닐까 하는 걱정 때문에 당연히 자연스럽게 떠오르는 질문일 것이다. 그간의 경험과 의학상식에 따르면, 거의 모든 질병이 특징적인 증상을 가지고 있어서 그 증상이 시작될 때 해당 질환을 의심하고 필요한 검사를 하기 마련이다. 하지만 녹내장이 아주 무서운 이유 중 하나가 바로 '대부분 환자에게 전혀 증상이 없다'는 점이다.

　막막하지 않은가? 그렇게 무서운 질병을 초기에 발견하거나 의심할 수 있는 증상이 전혀 없다는 것이…, 사실 그렇기 때문에 대부분의 녹내장 환자는 스스로 녹내장이 걸렸음을 모르고 지내는 게 현실이다.

　반대로, 눈이 불편해서 녹내장인 것 같다고 찾아오는 이들도 있다. 증상이라는 것은 환자 스스로 주관적으로 느끼는 불편함이기 때문에 사람마다 불편을 느끼는 정도가 많이 다르다. 웬만해서는 불편을 못 느끼는 둔감한 사람에서부터 조금만 불편해도 견디지 못하는 예민한 사람이 있게 마련이다. 녹내장도 세심하게 따져보면 증상이 전혀 없다고 할 수는 없다. 대부분은 자기 눈에 특별한 이상이 생겼다고 느끼지 못하고 살지만, 예민한 사람은 안압이 올라갔을 때 눈이 약간 아프고, 살짝 흐리게 보이거나 머리가 약간 아프고, 속이 약간 울렁거릴 수가 있다. 녹내장 환자에서는 보통 이런 증상 몇 가지가 동시에 나타난다. 하지만 이런 개개의 증상들은 우리가 살면서 조금만 피곤하면 워낙 흔하게 경험하는 것들이기 때문에 이것을 환자 스스로 녹내장과 연관 지어 생각하기 쉽지 않다.

가끔은 안압이 높은 것 같으니 재달라고 찾아오는 환자도 있다. 사실 안압이 높게 올라갔던 경험이 있는 민감한 환자는 그 말대로 안압이 높은 경우가 많다. 녹내장이란 병명이 말 자체로는 전혀 의미를 파악할 수 없는데, 오래전에는 녹내장을 우리말로 '딴딴눈알'이라는 병명을 사용한 적이 있었다. 안압이 높은 환자를 표현하는 아주 적당한 표현이다.

하지만 보통은 환자 본인이 스스로 안압이 높다는 것을 인지하기는 쉽지 않다. 저자 자신도 어느 날 눈이 빵빵해지는 듯한 팽창감 같은 것을 느껴 안압이 높을 것으로 생각해 안압을 재보았는데, 아주 정상이었다. 따라서 경험에 따르지 않고 자기 생각만으로 안압이 높을 것 같다는 생각은 맞지 않을 가능성이 높다.

반복되는 얘기지만 방송 등 대중 매체에 공개적으로 의료자문을 할 때마다 항상 조심스러운 것이, 병의 증상에 대해 이야기하다 보면 사람마다 자기가 한두 번씩은 경험한 증상들이어서 '나도 병에 걸린 게 아닐까?' 하고 걱정하게 되다는 점이다. 물론, 모든 사람이 병원에 가서 확인한다면 개개인에게 좋은 일이 될 수도 있지만, 녹내장이란 드문 병의 특성을 고려할 때 지나치게 많은 사람에게 쓸데없는 걱정을 안겨주고 필요 없는 사회적 비용이 발생한다.

실제로 많은 환자들이 전혀 증상을 느끼지 못하기도 하지만, 녹내장에서 가끔 나타날 수 있는 증상이 있는 경우라도 이 증상들은 몸이 피곤하면 흔하게 올 수 있는 것들이어서 녹내장에 특징적인 증상이라고 할 수 있는 것이 별로 없다. 따라서 이 글을 읽으며 나도 녹내장인 것 같다고 걱정할 사람들을 위해 다시 한 번 강조하지만, 이런 증상들은 워낙 흔히 나타나는 것들이어서 이런 증상이 있다고 해도 녹내장일 가능성은 아주 낮다.

그렇지만 녹내장 환자가 불편함이 없는 것은 아니다. 녹내장 치료를 받고 있는 환자들은 대부분 이런저런 불편에 시달린다. 그러나 그런 불편들은 녹내장 자체로 인한 것이기보다는, 오히려 녹내장을 치료하기 위해 사용하는 약에서부터 오는 증상들이 많다. 본디 세상에 부작용이 전혀 없는 약이라는 건 없다. 그 약을 사용함으로써 얻는 이득이 부작용으로 인한 손해보다 크다고 판단할 때 약의 사용이 정당성을 얻는 것이다.

우리 몸은 인위적으로 무엇이 들어오는 것을 좋아하지 않는다. 세수할 때 눈에 물이 들어가면 따갑고 충혈되듯, 어느 안약이든 눈에 넣으면 당장 불편하다. 가뜩이나 요즘은 눈이 마르고 뻣뻣한 안구건조증 환자가 많은데, 이런 상태에서 안약을 사용하면 안구건조증이 더 악화하기 쉽다. 안구건조증의 악화는 안약에 포함된 방부제에 의해 더욱 심해질 수 있는데, 이런 불편을 줄이기 위해 최근에는 방부제가 들어있지 않은 약들이 개발되어 사용되기도 한다. 하지만 이런 약들은 작은 일회용 플라스틱 용기에 담아 출시되기 때문에 사용하기 불편하고, 가격이 비싸며, 많은 쓰레기를 배출하여 환경에도 좋지 않다. 그렇더라도 만일 안구건조증이 심해 일반 안약으로 불편함이 크다면 무방부제 안약의 사용은 아주 좋은 방법이 될 수 있다.

그 외에도 약제 자체로 인한 충혈, 가려움, 눈 주위 피부염 등이 흔하게 나타난다. 하루 1회 사용하는 프로스타글란딘 안약들은 눈 주위 피부가 검게 변하고 속눈썹이 길어지는 부작용이 나타나는 환자도 있다. 대부분 환자에서는 부작용이 견딜 만할 정도에 그치기에, 치료하지 않았을 때 오는 무서운 결과에 비하면 얻는 것이 많아서 그대로 사용하게 된다.

이런 증상들은 사람마다 다르게 나타나 어떤 이는 전혀 불편함을 모르고 지내기도 하지만 어떤 이들은 아주 심한 고생을 하는 수도 있다. 이러한 불편들은 녹내장 자체에 의한 증상은 아니어서 결국 약에서 얻는 이득과 부작용으로 인한 불편함을 의사와 상의해서 약제를 바꿀지 결정해야 한다. 녹내장 약제의 종류가 다양하기 때문에, 한 약제에 부작용이 심한 사람은 부작용이 적은 다른 약제를 찾아 바꿔 사용하는 게 좋다.

물론 녹내장의 자체적인 증상도 있다. 앞서 언급한 안구 통증, 시력감소, 두통, 오심(속 울렁거림. 구역질)이나 구토 등의 증상이 나타날 수 있는데, 아주 약하게 오기 때문에 잘 못 느끼는 경우가 많다. 하지만 이런 증상들이 아주 심하게 동시에 나타나는 경우가 있는데, 이는 눈 안의 액체인 방수가 빠져나가는 길이 막힌 폐쇄각녹내장에서 나타난다. 일반적인 개방각녹내장에서는 보통 안압이 40mmHg 이상 올라가는 경우가 드문데 비해, 폐쇄각녹내장은 보통 안압이 훨씬 더 높이 올라가 이런 증상들을 유발한다.

물론 통증이라는 게 개인차가 크고 주관적이어서, 환자 중에는 안압이 60을 넘었는데도 아무런 증상을 못 느끼는 경우도 있다. 하지만 보통은 이렇게 안압이 높아지면 눈 안 액체인 방수가 투명해야 할 각막이라는 조직으로 밀려들어가 각막이 붓고 불투명해지므로 시력도 떨어지고,

눈이 아프고, 뇌로 연결된 눈 주변 신경을 자극해 두통과 울렁거림을 유발한다. 이때 잘 들여다보면 눈이 충혈되고 아기동자(동공)가 약간 커져 있는 것을 볼 수 있다. 이렇게 되는 경우는 응급상황으로 바로 응급실로 가 처치를 받아야 한다.

그 외에 녹내장 환자에게 있을 수 있는 다른 증상으로, 녹내장과 함께 눈에 포도막염 등의 염증성 질환을 앓고 있는 환자는 녹내장으로 인해 앓고 있던 질환이 심해져 그 질병 고유의 증상(충혈. 통증. 흐리게 보임 등)이 악화할 수도 있으며, 반대로 동반질환에 의해 녹내장의 증상이 악화하고 치료가 어려워지는 경우도 있다.

아주 드물긴 하지만 갓난아이에게도 녹내장이 생길 수가 있는데, 이를 선천녹내장이라고 한다. 아기들은 자신의 눈이 잘 안 보인다는 사실을 알아차리기 어렵고, 눈이 불편하더라도 증상을 표현하지 못하기 때문에 더 알아보기 힘들다. 안압이 아주 많이 높아진 경우에는 연약한 눈이 늘어나면서 눈이 커지고, 살이 터서 각막으로 수분이 침투하기도 한다. 이때는 검은 동자가 불투명해져 뿌옇게 보이기 때문에 바로 알아볼 수 있다. 그러나 그 정도까지 심하지 않은 선천녹내장은 부모가 발견하기 어렵다.

선천녹내장의 증상으로 눈부심, 눈물 흘림, 눈꺼풀 경련 등 세 가지를 나타낸다고 하는데, 세 가지가 한꺼번에 나타나지 않는 경우도 많다. 갓난아이의 눈부심은 밝은 빛을 보기 싫어하는 것으로 부모가 알아차려야 한다. 어두운 집안에서는 괜찮은데, 밝은 불빛 아래나 밖에 나가면 엄마 품에 얼굴을 묻고 고개를 못 드는 형태로 표현된다. 그리고 눈물을 자주 흘리며 눈을 계속 심하게 찡그리는 경우도 선천녹내장을 의심해 검사를 해보아야 한다. 장기적으로 안압이 높으면 어린아이의 눈은 유연하기 때문에 안구 자체가 커진다. 물론 다 그런 것은 아니지만, 다른 아이보다 유난이 눈이 큰 경우도 녹내장을 의심해야 할 필요가 있다. 근시가 심한 경우도 눈이 크기 때문에 안과의사들은 눈이 큰 아이를 보면 바로 근시가 심하지 않을까 의심하게 되는데, 이때 녹내장에 대한 가능성도 염두에 두어야 한다. 특히, 한쪽 눈만 유난히 더 큰 경우는 녹내장의 가능성이 더 높다.

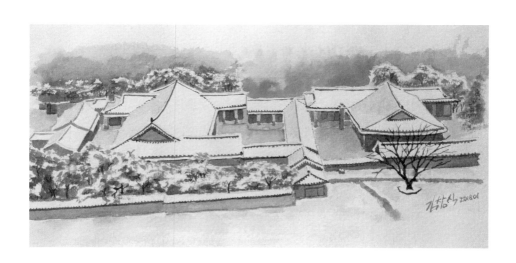

녹내장의 치료

　녹내장은 기본적으로 장기적인 약물치료를 받아야 하는 병이다. 녹내장 의중이나 초기녹내장의 경우에는 치료하지 않고 지켜보며 진행 여부를 관찰하기도 한다. 약물치료는 거의 안약을 사용하게 되는데, 안약은 눈 안으로 생성되는 방수의 양을 줄이거나 방수가 눈 밖으로 나가는 배출을 도와 안압을 내려줌으로써 시신경을 보호해준다. 일단 약물치료를 시작하면 끊게 되는 경우는 흔하지 않다. 아마도 평생 약을 사용하게 될 것이다. 평생 약을 넣어야 한다는 이 말이 환자를 두렵게 한다.

　녹내장이 상당히 진행되어 있고, 시신경 손상이 계속되고 있는 경우에도 대부분의 환자에게는 증상이 없다. 의사 입장에서는 이렇게 불편이 없는 환자들에게 자신의 상태를 받아들이고 오히려 불편을 야기하는 치료를 받아야 하는 상황을 이해시키기가 쉽지 않다. 특히, 나이가 많은 환자분들은 잘 보이는 멀쩡한 눈에 약을 넣어서 오히려 불편하게 만드는 것을 받아들이려 하지 않는 경우가 많다. 그렇다고 해서 치료를 안 하면 금방 실명할 것처럼 이야기하는 것도 환자를 우울하고 불안하게 만들어 오히려 반발을 살 수 있다. 어려운 문제지만, 결국 의사와 가족들이 환자 개개인의 성격에 맞추어 인내심을 가지고 설득해야 한다. 나쁜 점이 있지만 얻는 게 더 많다는 것을⋯.

　옛날 전염병 같은 감염성 질환이 판을 치던 시대와 달리 요즘은 의학의 발달로 인해 그런 병들은 많이 사그라졌고, 고혈압이나 당뇨병 등 완치가 안 되는 병들이 흔하다. 녹내장도 혈압강하제나 혈당조절 약을 평생 먹는 고혈압, 당뇨 환자들처럼 안약을 평생 사용하여 안압을 조절하며 녹내장과 함께 살아야 하는 병이다.

　가끔 안약을 넣기가 힘들어 먹는 약을 달라고 하는 환자도 있다. 사실 녹내장이 나이가 많은 사람에 잘 생기는 병이고, 이런저런 다른 병을 함께 앓고 있는 경우가 많아서 작은 안약 병으로 자기 눈에 안약을 넣기 힘든 환자가 많다. 주위에 안약을 넣어줄 사람이 있으면 다행인데, 그렇지 않은 경우도 허다하다. 녹내장 치료에 사용되는 먹는 약은 주로 다이아목스 계열 이뇨제의 일종으로, 눈 안에서 생성되는 방수의 양을 줄여 안압을 내려준다. 그러나 내복약은 눈으로만 약효가 가는 것이 아니라 전신의 필요없는 곳에도 모두 전달되어 손발이 저리고, 식욕저하, 구토, 설사 등 전신 부작용이 매우 심하다. 따라서 먹는 녹내장약은 응급한 상황에서 주로 사용한다. 혹은 안약으로 안압조절이 불가능해 수술 전까지 일시적으로 안압을 내려주는 역할로 많이 사용하며, 장기 처방으로는 거의 사용되지 않는다.

　때로 녹내장을 치료하기 위해 수술을 시행하기도 한다. 하지만 수술은 전체 환자의 20~30% 정도에서만 필요하다. 수술은 약을 최대한 써도 안압이 조절되지 않고 녹내장이 계속 진행하는 경우, 혹은 약물치료를 전혀 받을 수 없는 경우에 하게 된다. 수술을 받고 나면 안압이 떨어져 사용하던 녹내장약을 중단하게 되는데, 경과가 좋으면 약물 사용 없이 오랫동안 지낼 수 있다. 어떤 환자는 안약 사용이 너무 힘들어 약물치료를 중지하고 싶은 마음에 수술해달라고 하는 경우도 있다. 하지만 부작용이 너무 심해 안약을 사용하기 어려운 경우를 제외하고는 약을 끊기 위해 수술하는 경우는 거의 없다. 수술 후 안압이 다시 올라가는 경우도 흔하고 따라서 안약을 다시 사용하게 되는 경우가 많기 때문이다.

녹내장에서 안압의 상승은 눈 안의 방수가 밖으로 배출되는 경로가 막혀서 발생하기 때문에, 녹내장 수술은 안압을 낮추기 위해 눈에 새로운 구멍을 뚫어 방수가 눈 밖으로 빠져나오게 해주는 것이다. 그러니 우리 몸의 입장에서는 살아있는 살에 상처가 나고 전에 없던 구멍이 생긴 것이니, 당연히 이 구멍을 막기 위한 상처치유 과정이 시작된다. 의사들이 이러한 상처치유 반응을 막기 위해 여러 가지 방법을 동원하기는 하지만, 이러한 정상적인 우리 몸의 반응을 근본적으로 막을 수는 없는 노릇이다. 따라서 수술 후 녹내장의 재발을 원천적으로 봉쇄하긴 힘들다. 수술보다 수월한 치료방법의 하나로 레이저치료를 시행할 수 있는데, 이는 수술처럼 확실하게 장기적으로 안압을 내려주기가 쉽지 않다.

수술하는 의사도 한 번의 수술로써 환자의 안압이 평생 조절되기를 바라는 마음은 환자와 똑같다. 하지만 기대와 달리 수술 경과가 좋지 않은 환자가 드물지 않게 발생하는데, 이를 예측하기가 쉽지 않다. 하지만 경과가 좋지 않은 경우라 할지라도 약물을 다시 사용해 안압을 조절할 수 있어, 보통 바로 다시 추가 수술을 하지는 않는다. 수술 후 일부 환자에서 시간이 흐르면서 서서히 안압이 다시 오르고, 약을 사용해도 안압 조절이 힘들거나 경과가 다시 나빠지는 경우가 있는데, 비록 그렇다고 바로 실명하는 것은 아니지만, 이 경우 추가 수술이 필요하게 된다.

기본적으로 의사는 환자를 도와주기 위해 존재하는 사람이다. 환자는 병에 대해 많은 지식과 경험이 있는 의사를 내 편으로 만들어 도움을 받아 병과 싸워야 하므로, 의사를 잘 이용할 줄 알아야 한다. 최선의 치료를 기대하고 큰 병원으로만 다니는 것을 고집하는 것은 좋은 방법이라고 하기 어렵다. '잘 이용한다'는 것은 필요할 때 바로 이용할 수 있어야 한다는 뜻을 포함한다. 큰 병원에 다니기 위해서는 더 많은 시간과 비용과 노력이 필요하고, 그것을 고려하지 않더라도 평소에 불편하고 궁금한 점을 이야기할 수 있고, 내게 필요한 이야기를 충분히 해줄 수 있는 가까운 곳의 의사와 친해지는 것이 더 큰 도움이 될 수 있다.

우리나라는 전문의 제도가 엄격하게 시행되고 있기 때문에, 안과 전문의라면 개업의사도 환자에게 충분한 도움을 줄 수 있다. 녹내장은 본인이 경과를 스스로 알아보기 힘든 병이기에, 뭔가 의심스러울 때 바로바로 찾아갈 수 있는 의사를 확보해 놓기를 추천한다. 만일 개업의사가 큰 병원 녹내장전문의의 도움이 필요한 상황이라고 느낀다면 주저 없이 큰 병원으로 전원해줄 것이다. 의사의 입장에서도 감당하기 힘든 상태가 된다면 그 환자를 보내지 않고 붙들고 있기란 쉽지 않은 일이다. 그래서 보통은 큰 병원과 가까운 개인병원 두 곳을 동시에 다니며 치료하는 경우가 많다.

대학병원같이 의사를 보는 시간이 짧고 의료진이 바쁜 경우에는 궁금한 점을 물을 시간도 없고, 묻기도 미안해 말도 못 붙이고 돌아오는 경우가 많을 것이다. 재촉하는 의료진 앞에서 차분하게 궁금한 점을 떠올리기는 쉽지 않다. 이럴 때, 병원에 가기 전 간략히 물어볼 중요한 점을 적어간다거나 개인병원에서의 그간 경과를 간단히 요약해가면 유용할 수 있다.

환자의 입장에서는 의사를 믿고 자기 눈을 맡기고 진료를 받고 있는 도중에 다른 병원으로 가보고 싶다고 이야기하기가 어렵다. 그러나 이는 의사의 입장을 잘 몰라서 하는 생각이다. 의사들에게는 본인이 해결할 수 없는 환자를 치료해야 하는 부담은 환자들이 생각하는 것 이상으로 크다. 환자의 녹내장이 잘 조절되지 않아 실명 위험이 점점 커가는 상태에서 큰 병원으로 보내지 않고 그 책임을 떠맡으려 하는 의사는 없다고 봐도 좋다.

　이것은 대학병원에서 녹내장 진료를 하는 녹내장전문의의 입장에서도 마찬가지다. 가끔 경과가 몹시 나쁜 환자는 다른 병원으로 보내서 치료를 받게 해보고 싶은 경우가 있다. 물론 무서워서 피하고 싶은 생각이 전혀 없다고 할 수는 없겠지만, 오랫동안 봐서 서로 너무 익숙해진 환자는 불편한 새로운 검사나 치료를 강요하기 어렵기도 하고, 다른 의사와 손을 바꿈으로써 새로운 시각으로 접근하면 의외로 다른 해법이 보이는 경우가 종종 있다. 그러나 역시 대학병원에서 치료하고 있는 의사 입장에서도 "다른 병원에 한번 가보세요."라고 말하기는 힘들다. 환자가 자기의 상태에 대해 너무 절망하게 될까 봐 두렵고, 의사가 자기를 부담스러워해 진료를 회피한다고 생각할까 걱정되기 때문이다. 이렇게 치료경과가 좋지 않아 의사가 고민에 빠져있을 때, 환자가 먼저 "다른 병원에 한번 가보면 어떨까요?" 하고 물어봐 주면 오히려 의사가 고마워할지도 모른다. 물론, 환자 입장에서도 하기 어려운 말임은 알지만, 의사와 환자는 목표가 같다. 병의 치료에 도움이 되는 방법이 있다면 그것이 근거 없는 엉터리 치료가 아닌 이상, 정상적인 의사라면 거부반응을 보일 리가 없다.

안약 넣는 법

녹내장의 기본적인 치료는 지속해서 안압강하제 안약을 넣어 안압을 낮춰주는 것이다. 안약을 넣음으로써 녹내장의 진행을 늦추거나 멈추고, 나아가 실명을 예방할 수 있다는 이득이 워낙 크기 때문에 모두 열심히 안약을 넣고 있다. 하지만 어떤 약이든 크고 작은 부작용이 있기 마련이고, 설사 부작용이 없다고 하더라도 평생 눈에 안약을 넣어야 한다는 것이 여간 귀찮은 일이 아니다. 그러나 환자는 안약을 넣음으로써 얻는 이득을 되새기고, 반대로 약을 넣지 않았을 때 올 수 있는 커다란 피해를 생각해서 자신을 스스로 다독이며 안약을 사용해야 한다.

하루 한번 사용하는 프로스타글란딘제는 저녁 자기 전에 넣는 게 가장 좋고, 역시 하루 한 번 사용하도록 만들어진 베타차단제 계통의 약은 아침나절에 넣는 것이 좋다. 하루 두 번 쓰는 안약은 12시간 간격으로, 세 번 쓰는 약은 8시간 간격으로 사용하는 것이 이상적이다.

하지만 실생활에 있어서 아무리 약을 잘 넣고 싶어도 약 넣을 시간을 잊고 지나가 버리거나, 혹은 약을 넣었는지 안 넣었는지 기억이 가물가물한 경우가 많다. 개인적으로 녹내장은 성격이 꼼꼼하고 세심한 사람에 많이 생긴다고 생각한다. 실제로 환자 중 약 넣는 시간을 철저하게 지켜야 한다는 강박관념을 가진 환자들이 많다. 하지만 약 넣는 시간을 맞추기 위해 평소의 생활 방식이 깨지거나 시계를 들여다보며 억지로 잠을 참느라고 고생하는 것은 얻는 이득보다 그 스트레스나 불편함이 더 커 효율적이지 못하다. 약 넣는 시간이 한두 시간 어긋났다고 해서 큰 문제가 나타나는 것도 아니다. 또한, 먹는 약과 달리 안약은 식전과 식후를 구분해서 사용할 필요도 없다. 약 넣는 것을 여러 번 계속해서 빠뜨리면 좋지 않지만, 보통은 안약이 한두 번 빠졌다고 해서 금방 안압이 엄청나게 오르는 것도 아니다. 따라서 적당히 느긋한 마음의 여유를 가지고 일상생활에 지장 없는 범위 내에서 약을 사용하는 게 좋겠다. 어차피 평생을 데리고 살아야 할 녹내장이지 않은가?

사람이 한 가지에 지나치게 몰두하다 보면 전체를 보는 눈을 잃을 수 있다. 녹내장약을 사용하는 것은 안압을 내려줌으로써 우리 몸이 스스로 녹내장을 이겨낼 수 있도록 도와주는 것이다. 약을 제시간에 정확히 넣는 것은 녹내장 치료에 훌륭한 도움이 되지만, 그것을 엄격하게 지켜야 한다는 강박관념에 잠을 못 이루고, 약을 빠뜨렸다는 자책감에 화가 나고, 우울하거나 괴로워지는 정도라면 곤란하다. 시계를 들여다보며 약 넣는 시간을 기다리느라 잠을 못 자가며 스트레스를 받는 것보다는, 차라리 편리한 다른 시간에 약을 넣는 것이 좋다. 약 넣는 시간을 맞추려다 잠이 오는 시간을 놓쳐 밤을 꼴딱 새우는 것보다는 차라리 한번 빠뜨리는고 잘 자는 것이 전체적으로 몸의 건강에 좋을 수도 있다는 얘기다. 빠뜨렸다는 걸 아는 순간 그때 넣어주면 된다.

나는 하루 한 번 사용하는 약은 환자들에게 '자기 전, 세수하기 10분 전'에 사용하길 권한다. 한 번씩 사용하는 약은 보통 프로스타글란딘 제제(상품명: 잘라탄, 트라바탄, 루미간, 타플로탄 등)인데, 자는 동안 약물이 눈 주위에 계속 남아있어 눈 주위 착색 등의 부작용이 더 커지지 않도록 씻어내기 위함이다. 그런데 어떤 환자들은 '약 넣고 10분 후 세수하라'는 말을 '안약을 넣으면 꼭 세수를 해야 하는 것'으로 생각해서 불편해하는 환자도 많다. 그러나 이는 부작용을 줄이고자 함이지, 약의 효과와는 별 관계가 없다. 보통 온종일 얼굴에 묻은 먼지나 화장을 지우기 위해 자기 전에 세수하는 사람이 많아 그렇게 지침을 만든 것뿐이다. 점안약은 점 안 후 5분이면 대부분 흡수되기 때문에 여유 있게 10분 지나 세수하길 권하는데, 역시 시간에 큰 제약이 없으므로 5분 이상 지났다면 시간을 지키느라 애쓰지 않아도 좋다. 단 어림짐작으로 '5분쯤 지났겠지?'하고 생각하는 건 보통 실제 시계로 5분을 재는 것보다 짧은 경우가 많다.

약에 특별한 부작용이 없는 경우라면 저녁 식사 후 양치할 때 넣거나 저녁 뉴스 시작할 때, 혹은 저녁 연속극 시작할 때 등 자기의 생활습관에 따라 잊지 않게 편리한 방법을 선택해서 약을 넣는 것이 도움이 된다. 환자 중에는 약을 한 번보다 두 번씩 넣으면 더 큰 효과가 나올 것으로 생각해서 하루 한 번 사용하는 안약을 아침저녁으로 넣는 사람이 있는데, 이는 오히려 약의 효과를 떨어뜨린다는 점을 알아야 한다. 일반적인 상식과 달리 프로스타글란딘 제제는 약의 특성상 24시간 정도 띄워줘야 최대효과를 발휘하는 약이다.

한편, 하루 한 번 사용하는 약 중에 베타차단제라는 성분의 약(상품명: 티몹틱 엑스이 Timoptic XE, 리스몬 티지 Rismon TG, 미켈란 Mikelan 등)이 있는데, 이는 아침에 사용하는 것이 더 효과적이고 부작용도 적은 것으로 알려져 있다. 하지만 아침이든 저녁이든 본인의 생활 패턴에 맞춰 불편함이 심한 시간을 피해 편리한 시간에 일정하게 사용하는 것이 더 유리할 것이다. 대신 아침이면 계속 아침에, 저녁이면 계속 저녁 시간에 넣어주어야 한다. 이렇게 약 넣는 시간에 불편이 있다면 혼자 고민하지 말고 약을 처방한 의사와 상의하는 것이 좋다.

많은 녹내장약은 하루 두 번이나 세 번씩 점안하게 되는데, 나는 이런 약들은 주로 식사 후 사용하길 권장한다. 이 역시 잊지 않고 넣는 방법의 일환이지, 먹는 약이 아니기 때문에 식전이든 식후든 얽매일 필요 없이 사용하면 된다. 물론, 특별히 어렵지 않다면 하루 두 번 넣는 약은 12시간 간격으로, 세 번 넣는 약은 8시간 간격으로 넣는 것이 더 좋은 방법이기는 하다. 저자 스스로도 마찬가지지만, 많은 사람들이 조금 전에 약을 넣었는지 안 넣었는지 헷갈릴 때가 많다. 특히, 녹내장은 나이가 많은 환자에 잘 생기는 병이기 때문에, 실제 조사에서도 의사의 처방대로 안약을 사용하는 경우가 절반도 되지 않는다고 한다.

이렇게 정말 생각이 나지 않을 때는 그냥 한 방울 다시 넣는 것도 한 방법이 될 수 있다. 하지만 녹내장약뿐만 아니라 세상의 모든 약은 과하게 사용하면 독이 된다. 약을 넣었는지 기억이 나지 않아서, 혹은 약이 제대로 눈에 안 들어간 것 같아서 한 방울을 다시 넣는 것은 이해해 줄 수 있다. 하지만 빨리 좋아질 욕심으로, 효과를 높이려는 생각에 일부러 두 방울씩 사용하는 것은 절대 금물이다. 옛말에도 있듯이 넘치는 것은 부족함만 못하다. 안약 한 방울에도 충분한 양의 약이 들어있다. 실제로 한 방울을 점안하면 반 정도는 눈 밖으로 자연스럽게 넘치게 되고, 나머지 절반 정도로 원하는 효과를 얻을 수 있도록 애초부터 안약이 만들어져 있다. 따라서 안약이 흘러내렸다고 그때마다 추가로 한 방울씩 더 넣을 필요는 없다.

진료실에서 보통 다음번 예약일까지 약의 양을 맞추어 처방하지만, 많은 환자가 재진을 위해 내원했을 때 이전에 받은 약이 많이 남아있는 경우가 흔한데, 그만큼 점안을 빠뜨린 경우가 많다는 것이다. 반대로, 오히려 약이 부족하다고 하는 환자도 있는데, 본인이 그렇다면 안약을 과용하지 않았는지 생각해 봐야 한다. 물론, 약을 눈에 정확히 떨어뜨리기가 어려워 몇 번씩 시도해야 하는 경우는 예외로 할 수 있다.

안약은 어린아이 손에 닿지 않고 항상 눈에 잘 띄는 곳에 있는 것이 좋다. 예전에는 잘라탄 등 일부 약들은 냉장 보관하게 되어 있었지만, 지금은 잘라탄을 포함한 거의 모든 안약이 25도 이하 상온에 보관하도록 되어 있다. 햇빛을 피해 가능하면 통풍이 잘되는 서늘한 곳에 두면 된다. 그렇기에 아침저녁으로 양치할 때 눈에 띄도록 칫솔 옆에 두는 것도 좋은 방법이다.

약을 넣었는지, 안 넣었는지 알기 쉽도록 약 옆에 달력을 두고 약을 넣을 때마다 달력에 표시하는 것도 좋다. 요즘은 거의 휴대전화기를 사용하기 때문에 약 넣을 시간을 휴대전화 알람으로 설정해두고 알람이 울릴 때마다 약을 사용하는 것도 좋은 방법이다. 하루 한 번씩 사용하는 안약은 약을 보관하는 선반에 월 화 수 목 금 토 일, 각 요일을 표시해놓고 약을 넣은 후 다음에 넣을 요일 앞으로 병을 옮겨놓으면 기억하기 편리하다. 하루 두 번 넣는 약은 아침/저녁으로 표시해 두고, 세 번 넣는 약은 아침/점심/저녁 표시를 하고, 약을 넣은 후 다음에 넣을 위치로 병을 미리 옮겨 놓으면 약을 넣었는지 확인하는 데 도움이 된다.

안약을 넣을 때는 다음의 그림과 같이 고개를 뒤로 젖히고 턱을 치켜든 자세에서 아래 눈꺼풀을 왼손으로 잡아당기고, 오른손으로 안약 병을 잡고 눈과 눈꺼풀 사이에 생긴 틈에 안약을 떨어뜨린다. 눈꺼풀을 잡아주지 않으면 약이 들어가는 순간 눈을 감아 실패하기 쉽다. 오른손을

릴 수 있기 때문에 좋지 않다. 눈을 피해 눈 바로 옆에서 코뼈 쪽으로 지그시 1분간 눌러준다. 그러나 이렇게 손가락으로 눈물점을 막는 방법을 제대로 정확히 하기는 쉽지 않다. 잘못 누르는 것은 하지 않는 것과 마찬가지이므로, 자신 없으면 의사에게 누르는 것을 보여주고 확인받는 것이 좋다.

눈물배출구를 제대로 누르는 게 어렵다면 차라리 눈을 깜박거리지 말고 눈을 살짝 감고 있는 방법이 더 효과적일 수도 있다. 눈꺼풀을 누르는 대신에 2~3분간 눈을 지그시 감고 있어야 하는데, 그동안에 음식을 먹거나 침을 자주 삼키는 것도 피해야 한다. 눈을 자꾸 깜박거리거나 음식을 삼키면, 그때마다 콧속으로 안약이 빨려 내려와 전신으로 흡수되어 부작용이 날 수 있다.

2~3분간 눈을 감고 있으라고 하면, 실제 많은 환자들은 채 1분도 감고 있지 않는다. 눈을 감고 마음속으로 천천히 1에서 150까지 숫자를 헤아리는 것이 좋다. 물론, 이런 방법으로 약이 눈물배출구를 통해 넘어가는 것을 완전히 막을 수는 없지만, 약의 효과를 높이고 부작용을 줄이는데 일조할 것이다. 약을 넣은 후 목 뒤로 쓴 물이 넘어오는 느낌이 심하다면 제대로 눈꺼풀을 누르거나 눈을 감고 있지 않은 것이다.

한편, 안약을 두 가지 이상 사용하는 경우, 약제의 사용 순서는 효과에 큰 영향을 미치지 않는다. 다만, 안약을 각각 5분 간격을 띄워서 점안해야 한다. 이는 안약 한 방울이 흡수되는 데 보통 5분 정도가 소요되는데, 미처 다 흡수되기 전에 다른 약을 추가로 넣으면 약의 농도가 옅어지고, 약제 간에 상호작용이 발생하여 효과가 감소하거나 예기치 못한 부작용이 나타날 수 있다. 일단 5분이 지났다면 10분이건, 30분이건 약제 사용간격은 문제가 되지 않는다.

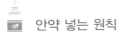

안약 넣는 원칙

1. 약병 끝이 눈꺼풀이나 피부에 닿지 않도록 한다.
2. 약을 넣고 눈꺼풀의 눈물 배출구를 1분간 손가락으로 누르거나 2~3분간 눈을 감고 있다.
3. 두 가지 이상 연속 사용할 때는 5분 이상 간격을 둔다.
4. 점안 후 5~10분간은 눈에 물을 대지 않는다.

눈 주위로 넘친 안약이 눈 주위 피부에 남아 부작용을 일으키는 경우라면 약을 넣은 후에 세수해서 씻어주는 것이 부작용을 줄이는 방법이 될 수 있다. 안약을 모두 넣고 나서 5~10분 이상 지나면 거의 흡수가 끝나기 때문에 세수하거나 목욕을 해도 상관없다. 세수할 때 일부러 눈을 떠서 물로 눈을 씻는 것은 좋지 않고 눈을 감고 세수를 해야 한다. 앞서 말했지만, 보통 5분은 짧은 시간이라고 생각하기 때문에 실제로 2~3분만에 씻어버리는 경우가 있는데, 가능하면 시계를 보고 5분 이상을 확인하는 게 좋다. 하지만 이는 부작용을 줄이기 위함이지 약효와는 상관없는 것으로 반드시 눈을 씻어내야 한다는 것은 아니다.

안약의 부작용

녹내장은 평생 안압을 조절하며 살아야 하는 병이다. 대부분의 녹내장 환자는 안압을 조절하면서 주어진 수명 동안 정상적인 자기 삶을 살 수 있다. 보통은 안압조절을 위해 안약을 계속 사용해야 하는데, 문제는 이런 약들이 만만한 게 거의 없다는 점이다. 세상의 모든 약들은 효능과 함께 부작용을 동반하기 마련이어서 어느 정도의 부작용은 모든 이에게 나타난다고 할 수 있다. 그러나 녹내장약을 사용하면 약간의 충혈, 따가움, 가려움 등이 흔하게 나타나지만, 정도가 심한 사람은 그리 많지 않다. 안약 사용에 아무런 불편을 느끼지 않는 사람도 있어 이런 경우는 아주 다행스러운 경우라고 할 수 있다. 하지만 대부분의 환자는 크고 작은 부작용을 견디며 사용하게 된다. 의사들은 보통 부작용이 적은 약으로 치료를 시작하고, 치료 효과와 부작용을 고려해 약제를 바꾸거나 추가하며 장기치료를 시행한다.

모든 약은 눈에 들어가면 어느 정도는 따갑다. 세수할 때 눈에 물이 들어가면 따가운 것처럼, 눈에 눈물 이외의 다른 것이 들어가면 누구나 불편하기 마련이다. 이런 자연스러운 따가움은 대부분 약 넣고 눈을 감고 있는 1분 이내로 사그라진다. 하지만 일부 환자에서 통증에 의한 반사작용으로 눈물이 날 수 있는데, 이런 경우 심한 따가움이 지속되고 눈물이 계속 나온다. 이렇게 되면 약이 눈물에 섞여 농도가 떨어지고, 눈물을 따라 약이 흘러나가 약물의 효과를 떨어뜨린다. 안약 점안 후 눈물 흐름이 1분 넘게 지속될 정도로 따가움이 계속된다면 약이 효과를 나타내고 있는지, 다른 약으로 바꾸는 게 좋을지 등을 의사와 상의해야 한다.

충혈은 어느 약을 쓰더라도 흔하게 나타나는 증상이고 대부분 5~10분이 지나며 가라앉기 마련인데, 이런 충혈이 계속되는 사람도 있다. 충혈이 심하다고 해서 약효가 떨어지는 것은 아니다. 하지만 외관상 충혈된 눈은 사회생활에 불편을 초래할 수 있다. 충혈을 줄이기 위해 별도의 충혈제거용 안약을 사용하는 사람도 있는데, 대부분 이런 안약은 효과가 일시적이고 한두 시간 후 약효가 떨어지면 오히려 충혈이 더 심해지는 경우가 흔하다. 중요한 모임이 있는 경우 등에 잠깐씩 일시적으로 사용하는 것은 유용하지만, 계속 사용하는 것은 바람직하지 않다. 계속되는 충혈을 없애는 방법은 마땅치가 않은데, 약을 넣고 5분 이상 지나고 난 후 눈에 남아있는 약 성분을 인공누액 등으로 씻어내 주면 완화되는 경우도 있지만, 효과가 시원찮은 경우도 많다.

녹내장 약제 중에 '알파간(Alphagan-P, 성분: brimonidine)'이라는 약은 부작용으로 충혈과 가려움이 흔히 나타날 수 있는 약인데, 반면에 약제에 혈관을 움츠리는 효과가 있어 이 약을 넣으면 일시적으로 충혈이 없어지고 흰 동자가 하얗게 변하는 사람이 많다. 원래 약을 여러 가지 넣을 때 넣는 순서는 크게 상관없지만, 이런 효과가 있는 사람은 알파간을 맨 마지막에 넣는 것이 도움이 될 수 있다. '콤비간(Combigan)'과 '심브린자(Simbrinza)'라는 녹내장약도 알파간 성분을 포함하고 있어 동일한 효과를 얻을 수 있다. 물론, 이런 효과는 한두 시간 지나면 사라져 원상으로 돌아오거나 다시 충혈이 심해질 수 있다. 충혈로 인한 문제가 심각하다면 충혈을 유발하는 약을 다른 약제로 바꾸는 것을 고려해야 한다.

콘택트렌즈를 사용하는 사람들이 녹내장 안약을 사용해도 괜찮은지 물어보는 경우가 있는데, 콘택트렌즈를 낀다고 해서 녹내장 안약을 사용하지 못하는 것은 아니다. 다만 충혈이 더 심해질 수 있고, 눈에 잘 맞지 않는 소프트렌즈를 착용하여 눈물 순환이 좋지 않은 경우에는 약이 눈 안으로 흡수되는 데 방해를 받을 수 있으며, 안약의 방부제가 소프트렌즈에 침착될 수 있기 때문에 아무래도 콘택트렌즈를 끼지 않은 것만은 못하다. 안약을 점안할 때는 렌즈를 빼고 점안 후 10분 이상 경과 후에 렌즈를 착용하는 것이 바람직하다.

프로스타글란딘제제(잘라탄, 트라바탄, 루미간, 타플로탄 등과, 같은 성분이 포함된 잘라콤, 듀오트라브, 간포트, 타프콤 등 포함)은 하루 1회 사용하는 약이라서 사용이 간편하고, 단일 약제로는 효과가 가장 강해서 많이 사용하는 안약이다. 하지만 이 약제를 사용하는 환자 중 일부에서 눈 주위 피부가 검게 변하고 잔털이 자라며, 속눈썹이 길어지고 눈이 꺼져 보이는 부작용이 나타난다. 이런 부작용은 외모를 변화시켜 인상이 달라지기 때문에 활발한 사회생활을 해야 하는 사람은 사용하기 어려울 수 있다. 심하지 않은 경우에는 약제 점안 5~10분 후 세수를 함으로써 눈 주위 피부에 묻은 약물을 씻어내면 호전되기도 하지만, 그렇지 않은 경우 역시 다른 약제로 바꾸는 걸 고려할 필요가 있다. 하지만 다른 약으로 프로스타글란딘제제를 대체할 만큼 안압을 내려주는 약을 찾기가 어렵기 때문에 약제 수가 늘어나기 쉽다. 프로스타글란딘 제제라고 하더라도 다른 제형에서는 부작용이 적거나 없을 수 있기 때문에 다른 프로스타글란딘제제를 시도해보기도 한다.

가려움증도 마찬가지로 흔하게 나타나는 증상이다. 보통은 심하지 않게 나타나기 때문에 점안 후 차가운 찜질을 하면 증상이 완화되는 경우가 많다. 안약 점안 후 5~10분쯤 지나 차가운 물로 세수를 하면 도움이 되기도 한다. 하지만 이런 조치로 해결이 되지 않는 심한 가려움증이 발생하는 경우 해결할 방법이 마땅치 않다. 가려움증은 알레르기 반응의 일환으로 잘 나타나는데, 알레르기 반응이 심한 경우는 충혈, 가려움증과 함께 주위 눈꺼풀이 빨갛게 부어오르고 진물이 날 수 있다. 가벼운 알레르기는 냉찜질이나 세수를 함으로써 견뎌볼 수 있겠지만 심한 경우 알레르기 치료제를 사용하거나, 약을 바꾸어야 한다.

'알파간'과 같은 교감신경 계통의 약물은 비교적 알레르기도 잘 일으켜 충혈과 가려움을 유발하는 편이지만, 그 외에도 눈에 넣은 약물이 코를 통해 목 뒤로 넘어가는 과정에서 입이 마르는 증상을 유발하기도 한다. 알파간 성분이 포함된 '콤비간'과 '심브린자'도 비슷한 효과가 나타난다. 안약을 넣은 후 눈꺼풀 안쪽을 눌러주어 코로 넘어가는 것을 막아주면 부작용을 줄일 수 있다.

점안약은 눈에만 작용할 것 같아도 결국은 우리 몸으로 흡수되어 전신적인 부작용을 나타내기도 하고, 다른 약과 상호작용을 일으키기도 한다. 녹내장 안약 중에는 방수생성을 억제해 안압을 떨어뜨리는 '베타차단제' 성분이 들어있는 약이 많다. 티몹틱, 베타간, 칼테, 미켈란, 리스몬 등은 순수 베타차단제 안약들이고, 코솝, 엘라좁, 콤비간, 잘라콤, 듀오트라브, 간포트, 타프콤 등은 베타차단제(티몰롤, timolol)와 다른 약을 혼합한 약제들이다. 같은 성분으로 국내 제약회사에서 제조한 약들은 이름이 각각 다를 수 있다.

이런 베타차단제가 들어있는 안약들은 혈압을 떨어뜨리거나, 심장박동을 늦추는 등 심장기능에 영향을 줄 수 있고, 또한 기관지를 수축시켜 호흡기에도 영향을 미칠 수 있다. 따라서 심장이나 폐에 문제가 있는 환자들은 베타차단제를 사용할 때 조심해야 한다. 의사들은 심장이나 폐에 문제가 있는 경우 베타차단제를 처방하지 않으려 하겠지만, 환자에게 그런 문제가 있다는 것을 모르고 처방하는 수도 있고, 환자가 예전에 이야기했다고 하더라도 의사가 일일이 기억을 못 해 무심코 처방하는 수도 있다. 따라서 자신에게 심장이나 폐에 문제가 있다면 안약을 처음 처방받거나 처방을 바꿀 때 의사에게 그 사실을 이야기하는 게 매우 중요하다. 환자 입장에서는 자기가 까다롭게 의사의 처방에 참견하는 것처럼 보일까 봐 말하는 것을 꺼릴 수가 있지만, 그런 이야기는 의사가 고마워해야 할 일이지 절대 환자를 탓할 일은 아니다. 다시 말하지만, 환자와 의사는 같은 편이다.

'트루솝'은 점안했을 때 가장 따가운 안약 중의 하나이다. 하지만 그것 말고는 대부분 특별한 심각한 부작용이 없어 사용하기 좋다. 그러나 이 약제는 신장(콩팥)에 심각한 문제가 있는 사람에게는 신장에 부담을 줄 수 있어 조심할 필요가 있다. 트루솝 성분이 포함된 '코솝'이나 비슷한 성분의 '아좁트', '엘라좁', '심브린자' 등의 약제도 비슷한 문제를 일으킬 수 있다. 아좁트와 엘라좁은 트루솝, 코솝과 각각 효과가 비슷하지만 점안했을 때 통증이 덜한 장점이 있다. 반면에 아좁트, 엘라좁, 심브린자는 현탁액으로 되어있어 점안 후 눈에 하얀 잔여물이 남아 눈곱처럼 보일 수 있기 때문에 점안 후 10분 이상 지나면 씻어내는 게 좋다. 또한, 이런 약제들은 설파제에 부작용이 있는 환자에서는 사용할 때 주의를 요하는

데, 피부나 점막에 두드러기가 나거나 붉은 반점이 생기면 사용을 중지하고 즉시 의사와 상의해야 한다. 마찬가지로 어떤 약제에 알레르기 반응을 일으킨 적이 있는 환자도 약을 처방받을 때마다 그 사실을 의사에게 알려주어야 한다.

사실 이런 부작용들은 빈도가 낮아 대부분의 일반 사용자에게는 문제가 되지 않는다. 폐나 심장, 신장, 간 등의 기능이 심하게 떨어져 있는 경우나 특이한 알레르기성 체질을 가진 일부 환자에서 드물게 나타나는 것이기 때문에, 부작용이 무서워 안약 사용 자체를 꺼릴 필요는 없다. 또한, 이런 대부분의 부작용은 안약을 넣고 난 후 눈꺼풀 안쪽 끝을 눌러주는 등 점안법을 정확히 지킴으로써 많이 줄일 수 있다. 그렇더라도 이렇게 눈에 점안하는 안약이 전신적으로 영향을 미칠 수 있다는 사실을 알아야 하고, 특히 안압을 많이 떨어뜨리려는 허황된 욕심으로 일부러 두세 방울씩 사용하는 위험한 행위는 피해야 한다. 안약이라고 해서 가볍게 여겨서는 안 된다.

다른 질환을 앓고 있거나 알레르기 반응이 있었던 경우뿐 아니라, 다른 병으로 인해 약을 사용하고 있는 환자라면 약을 처방받을 때 의사에게 그 사실을 알려주어야 한다. 먹고 있는 약을 들고 와서 보여주는 경우가 있는데, 약 모양만 봐서는 성분을 알 수 없으므로 가능하면 사용하고 있는 약의 처방전을 보여주는 것이 좋다. 마찬가지로, 치료받고 있는 다른 과 병원에도 안과에서 사용하는 약을 알려주어야 중복투여나 약물의 상호작용으로 인한 위험을 줄일 수 있다.

안약 병 모양을 말로 해서는 안의 성분을 구분하기 힘들고, 같은 성분이라도 다른 모양의 약병에 들어있는 수가 있다. 그래서 환자와 의사 사이에 설명 전달이 잘못되는 경우가 있기 때문에, 병원에 갈 때 사용 중인 안약 병이나 처방전을 가지고 가서 확인받으면 약이 뒤바뀌는 착오를 예방할 수 있다.

이렇게 부작용에 대해서 자세히 이야기하다 보면 안약을 사용한다는 게 무서워질 수 있다. 더구나 안약 포장에 포함된 깨알 같은 설명서를 읽어보면 상상하기도 힘든 별의별 부작용이 다 나열되어있다. 어느 약이던 부작용이 없는 약이란 없는 법이지만, 녹내장 안약에는 위에 얘기한 흔한 부작용 이외에도 두드러기, 어지럼증, 무기력증, 식욕저하, 성 기능 저하…, 심지어 정신질환까지 유발할 수 있다고 기술되어 있다. 이는 법적으로 발견된 모든 부작용을 기술하게 되어있기 때문에 적어놓은 것이지 이런 일들이 흔히 일어난다는 것은 절대로 아니다.

이런 부작용은 발생하더라도 일부 환자에서 일어나며, 일어나더라도 문제가 되지 않는 가벼운 것들이 대부분이고, 심한 부작용은 극히 일부에서 일어나는 것으로, 부작용이 무서워 약 사용을 주저하거나 회피해서는 안 된다. 이런 부작용보다 약물로 인한 이득이 크기 때문에, 작은 것이 무서워 큰 일을 그르칠 수는 없는 노릇이다. 국내외 의약품심사기관에서는 이러한 위험성과 약으로 인한 효과를 충분히 객관적으로 비교하고 검토하여 허가를 내준 것이기 때문에 믿고 사용하는 게 좋다.

하지만 어떤 부작용이라도 정도가 심한 경우에는 어쩔 수 없이 다른 약으로 바꾸어야 한다. 녹내장 안약의 종류가 다양해서 부작용이 없거나 정도가 덜 심한 다른 약으로 바꾸어 사용할 수 있다. 그러나 가끔은 어떤 약을 써도 심한 부작용이 나타나 아무 약도 사용하지 못하는 경우가 있는데 이때는 레이저나 수술 등 다른 방법으로 안압을 낮춰주어야 한다.

또, 전신상태가 너무 안 좋은 중증질환 환자들은 병원에 오기도 힘들고, 이미 사용하는 다른 약이 너무 많아 추가로 약을 사용하기 어려운 경우도 있다. 물론 적절한 치료를 받지 못하여 녹내장이 빨리 진행하는 경우가 있지만, 치료를 받지 않았다고 해서 모든 녹내장이 빨리 진행하는 것은 아니다. 대부분의 녹내장이 증상이 없어 환자에게 큰 불편을 초래하지 않기 때문에, 중증환자들에서는 여생 동안 실명할 정도로 심한 녹내장이 아니라면 녹내장 치료가 오히려 환자를 더 힘들게 만들 수도 있다. 물론, 남은 기대수명이 길거나 당장 실명 위험이 있는 경우와 안압이 높아 통증이 심한 경우는 적극적인 투약, 레이저 시술 혹은 수술로써 안압을 낮춰주는 것이 필요하다.

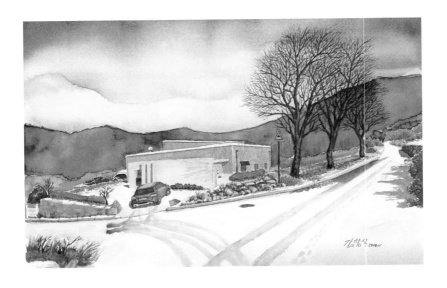

유언비어 주의

　사회의 발전으로 근래에는 치료가 쉬운 질환은 대부분 관리가 잘되기 때문에 큰 문제를 일으키지 않는다. 현대 사회에 남은 병들은 고혈압, 당뇨병, 자가면역질환, 암 등과 같이 치료가 어려운 고질병들이다.

　이렇게 치료가 어려운 병을 앓고 있는 환자나 보호자들은 지푸라기라도 잡으려는 심정이 생기게 마련이다. 그리고 우리 주위에는 이렇게 절박한 환자의 심리를 이용해 개인적인 이득을 취하려는 사람들이 많이 있다. 이들은 효과가 검증되지 않은 이상한 식품이나 약, 치료방법 등으로 고질병을 치료할 수 있다고 터무니없이 효과를 과장하고, 혹하는 말로써 환자와 가족의 약한 부분을 파고든다. 이런 고질병을 앓는 것도 불행한 일인데, 엉뚱한 곳에 시간과 돈을 쓰게 하거나, 심지어 부작용을 유발하여 환자를 더욱 불행하게 만들 수 있는 이런 꼬임에 넘어가지 않도록 각별히 조심할 필요가 있다.

　환자가 원하는 바로 그런 이야기를 해줌으로써 환자와 가족을 혹하게 만들고 뿌리치기 힘든 상황을 만드는데, 그 수법들이 워낙 다양하고 날로 발전하고 있다. 공식 기관처럼 보이는 이름으로 인터넷 사이트를 개설해 놓은 곳도 있는데, 환자들에게 다양한 정보를 제공하여 호감을 갖게 하기도 한다. 사실 우리나라 실정에서 의사들이 환자 개개인에게 하나하나 자세하게 설명하고 도와주지 못하고 있기 때문에, 이런 사이트에서 부족한 부분을 채워주는 순기능을 하는 부분도 있다. 환자를 도와주는 부분에 대해서는 감사한 일이고 의사들이 반성해야 할 일이지만, 어설픈 얕은 지식이 환자를 더 큰 위험에 빠뜨릴 수 있다는 것을 우리는 잊지 말아야 한다. 환자를 유인하여 부당한 방법으로 자기 잇속을 채우거나 환자를 잘못된 길로 안내한다면, 아무리 순기능을 하는 부분이 있다 하더라도 그 잘못을 덮을 수는 없는 일이다.

우리나라 사람들은 민간요법에 대한 애착이 참 크다. 모든 질병의 치료에서 약이나 수술 등의 정식 치료는 맨 마지막 순위에 있는 것 같다. 저자의 어머니도 연세가 드시며 생기는 이런저런 병들로 고생하시는데, 의사 아들을 두었음에도 아들이 권하는 병원에 가기보다는 소문이나 주위의 친구분들에게 들은 민간요법이나 이상한 치료법을 훨씬 더 좋아하신다. 항상 하시는 말씀이 "의사들은 아무것도 몰라, 약 먹으면 속만 아프지 소용이 없다."라고 하신다. 그러나 제대로 된 연구와 안전관리가 되어 있지 않은 치료법을 사용하는 것은 당장은 편할지 몰라도 장기적으로 큰 문제를 일으킬 수 있고, 아무도 그에 대한 책임을 지지 않는다.

얼마 전 TV에서 본 한 내과의사가 "혈압약이 먹기 싫어 식사조절과 운동으로 혈압을 잡기 위해 스트레스받는 사람이 많은데, 그것보다 혈압약 한 알 먹는 게 훨씬 간편하고 비용도 적게 들며 효과가 확실하다."라고 말하는 것을 들었다. 물론, 나 자신도 약 없이 운동이나 식단관리 등으로 몸을 호전시킬 수 있다면 투약보다 좋은 일이라고 생각한다. 그러나 정상적인 운동과 다양한 식단 등이 아니고, 약을 피하기 위해 특정한 음식이나 이상한 식품을 다량 복용하는 것은 효과도 없이 비용과 시간만 낭비할 뿐 아니라, 예상치 못한 위험한 상황을 초래할 수도 있음을 알아야 한다.

'누가 이것 먹고 좋아졌다더라' 하는 이런저런 소문이나 근거 없는 경험담 등에 의지하는 것보다는 쉽게 만날 수 있고 공부 많이 한 의사를 잘 이용하여 입증된 치료방법을 사용하는 것이 절대적으로 유리할 것이다.

어떤 경우 수술을 받나?

　앞서 얘기한대로 녹내장은 수술을 시행한다 하더라도 뿌리를 뽑을 수 있는 병이 아니다. 단지 안압을 낮춰줌으로써 병의 진행을 늦추고자 노력하는 수단의 일환이다. 따라서 녹내장은 대부분 약물치료를 시행하는 게 원칙이지만, 최대한의 약물치료를 시도함에도 불구하고 안압을 충분히 내려주지 못하는 경우에는 수술이 필요하다.

　혹은 약물의 부작용이 너무 심하거나, 전신상태가 아주 나빠 약을 쓰기 어려운 경우와 임신 등의 이유로 약물치료를 받을 수 없는 환자에서 녹내장이 진행하는 경우 이를 막기 위해 수술을 시행할 수 있다.

　또한, 약물로써 안압을 내려놓았음에도 병의 진행을 늦추지 못하는 경우에도 수술이 필요할 수 있다. 안압이 높은 것뿐 아니라 안압의 변동이 심한 것도 녹내장에 좋지 않은 것으로 알려져 있다. 약물을 사용할 경우, 약을 넣은 후 1~2시간 후에 안압이 가장 낮아지고 약효가 떨어질 때쯤 안압이 다시 오르는 등 안압의 변동이 심한 것에 비해, 수술 후에는 안압이 일정한 수준으로 안정되게 내려갈 수 있기 때문이다.

　그러나 모든 수술은 위험이 따르기 마련이기에 수술은 될 수 있는 대로 불가피한 경우에 한해 시행하는 것이 좋다. 약물치료로써 원하는 효과를 얻을 수 없을 때 수술을 시도하기 전에 레이저치료를 고려해 볼 수 있다. 하지만 레이저치료는 수술만큼 안압을 확실하게 내리기 어렵고, 효과도 장기간 지속되기가 쉽지 않은 게 현실이다. 환자나 의사 모두 안압을 잘 내려주고 병의 진행이 늦추는 것을 목표로 수술을 시행하지만, 의도하지 않은 부작용으로 고생하는 경우가 가끔은 생길 수밖에 없다. 이런 경우 의사와 환자 간의 관계가 불편해질 수밖에 없는데, 의사는 환자를 도와주기 위해 존재하는 사람이기 때문에 의사와 환자는 서로 같은 편이라는 동지의식을 가지고 조금씩 더 이해하고 양보하는 여유가 필요하다.

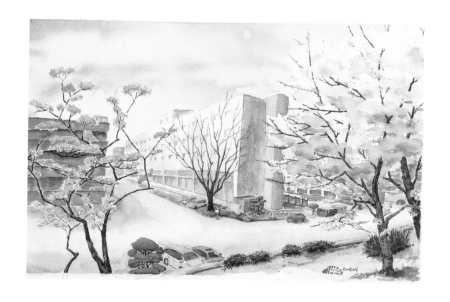

녹내장이 빨리 진행되는 경우는?

녹내장은 생명을 위협하는 병도 아니거니와 녹내장 대부분은 진행이 느리다. 그래서 시신경에 아주 심각한 손상이 발생하기 전에 발견해서 치료하면 더 이상의 진행을 멈추게 되기도 하고, 최소한 진행속도를 상당히 늦춰 정상적인 삶으로 돌아갈 수 있다. 아주 일찍 발견했다면 약 없이 경과관찰만 하기도 하고, 진행이 의심되거나 확인되면 안약을 사용하여 치료한다. 안약을 최대한 써도 원하는 효과를 얻기 어려운 경우 수술을 시행하기도 하지만, 대부분의 환자들은 이러한 약물치료를 받으며 살게 되거나, 수술을 받게 되더라도 남들과 같이 정상적인 삶을 누릴 수 있다.

병의 경과와 예후에 대해 언급할 때 항상 문제가 되는 점이, 드물기는 하지만 예외적으로 빨리 나빠지는 경우가 있다는 것이다. 전체 환자의 평균으로는 심각한 시력 상실이 발생하는 게 병이 발생하고부터 대략 30년 후라고 얘기할 수 있을지라도 아주 일부 환자에서는 그게 10년 혹은 1년이 되는 경우가 있고, 심지어 응급상황에서는 며칠이 될 수도 있다. 그래서 의사나 환자가 이런 경우에 대해 대비하지 않을 수 없다.

하지만 이런 예외적인 경우가 터무니없이 무작위로 발생하는 것은 아니다. 녹내장이 발병해서 일반적인 경과를 거치지 않고 빨리 진행하는 경우는 대체로 예측할 수 있다. 예를 들어, 안압이 아주 높은 경우, 동반된 질환이 심하거나 전신상태가 아주 안 좋은 경우, 알레르기나 부작용으로 약물치료를 받을 수 없는 경우 등에서는 빨리 진행할 것이라는 예측이 가능하다.

1) 안압이 아주 높은 경우

눈 안의 액체인 방수가 빠져나가는 길이 꽉 막혀버리는 폐쇄각녹내장은 발작이 일어나면 안압이 60mmHg 이상으로 올라가기도 한다. 이런 경우 48시간 이내에 안압을 조절해주지 않으면 실명할 위험이 크다고 한다. 반면, 방수유출로가 열려있는 개방각녹내장은 안압이 40mmHg 이상으로 올라가는 경우가 드물다. 안압이 아주 높지 않으면 높은 경우보다 상대적으로 시신경이 망가지는 속도가 느리다. 따라서 개방각녹내장이 치료의 시간 면에서 여유가 있다고 할 수 있다.

다행인 것은 개방각녹내장은 아무런 증상이 없는 경우가 대부분인 반면, 단기간에 실명을 유발할 수 있는 폐쇄각녹내장 발작의 경우에는 심한 증상이 동반된다. 눈이 아프고 충혈되고, 시력이 떨어지며, 머리가 아프면서 속이 울렁거리거나 토하는 증상이 나타난다. 증상이 나타나면 환자가 불편해서 진통제를 먹거나 병원을 찾게 되는데, 녹내장에 의한 두통은 진통제가 잘 들질 않는다. 따라서 눈이 아프면서, 머리가 아프고, 속이 울렁거리는 증상이 동시에 나타나면 곧바로 안과를 찾아가 확인해야 한다.

이런 폐쇄각녹내장은 나이가 많은 사람에 흔히 나타나고, 원시(멀리 있는 사물도 돋보기안경을 써야 잘 보이는 상태)가 있는 경우에 더 잘 나타나지만, 근시가 있는 사람에게는 드문 것으로 알려져 있다. 사실 눈이 아프거나 머리가 아프다, 속이 울렁거린다 하는 증상은 우리가 워낙 흔하게 겪는 증상들이어서 무심코 넘기기 쉽다. 하지만 이런 증상들이 동시에 나타나고, 시력이 떨어지면 안과를 찾아야 한다.

보통은 어두운 밤에 아기동자가 커져 있을 때 이런 폐쇄각녹내장 발작이 주로 일어나는데, 잠이 들거나 조명을 밝게 켜면 눈동자가 작아지며 가벼운 발작은 스스로 풀어지기도 한다. 이러한 약한 발작이 장기간 반복되며 폐쇄각녹내장이 서서히 진행하는 경우도 있는데, 이를 만성 폐쇄각녹내장이라고 한다. 어쨌건 발작은 보통 밤시간 대에 나타나기 때문에, 이런 증상이 나타나면 환자는 응급실을 찾아가야 한다. 사실 주 증상이 두통과 구토인 경우가 많아 응급실 의사도 녹내장에 대해서 주의를 기울이지 않으면 정확한 진단을 내리기가 쉽지는 않다. 따라서 녹내장의 증상은 안과의사뿐만 아니라 응급실 의사들도 잘 알고 있어야 할 항목이다.

대부분의 환자는 녹내장에 대해 모르는 상태에서 이런 폐쇄각녹내장 발작을 경험하게 되는데, 보통 머리 아프고 토하는 증상 때문에 응급실로 가게 되고, 의사에게 그런 부분을 주로 호소하게 된다. 두통이 심하고 속이 울렁거리거나 토하는 증상은 머릿속 혈관이 터졌을 때처럼 뇌압이 상승했을 때 나오는 증상과 같다. 뇌압의 상승은 생명과 직결되는 문제이기 때문에 의사는 즉시 CT나 MRI 등 단층촬영을 시행하는 경우가 많다. 그러나 녹내장 환자는 머릿속에 아무런 이상이 없으므로 이런 검사는 모두 정상으로 나오기 마련이다. 이때라도 녹내장을 의심해야 하는데, 그렇지 못해 치료시기를 놓쳐 불행해지는 환자와 의사를 실제로 종종 보곤 한다.

CT나 MRI를 찍어볼 정도로 심하지는 않은 가벼운 두통과 속이 울렁거리는 환자에게 의사가 두통약과 위장약만 처방하는 경우가 있다. 의사로서 조심스러운 이야기이지만, 모든 의사가 녹내장이란 병에 대해서 훤히 알고 항상 거기에 대비하고 있을 것을 기대하기란 어렵다. 다른 병으로 안과를 다니고 있던 환자는 물론이고, 심지어 응급실에 가서 안과의사가 보고도 녹내장 진단을 놓치는 경우도 있다. 눈이 아프고 충혈되면 얼핏 보기에 유행성 각결막염, 즉 눈병과 유사하게 보인다. 하지만 뇌에 문제가 있거나 유행성 각결막염 때에는 시력에는 변화가 없다. 따라서 응급실에 가면 눈이 아프고 잘 보이지 않는다는 사실을 본인이 말하는 것이 중요하다. 이때 다른 사람이 환자의 눈을 잘 들여다보면 흰자위가 충혈 되어 있고 검은 동자가 맑지 않고 흐려져 있으며, 눈동자가 약간 커져 있다.

그 외에도 녹내장의 치료경과 도중에 안압조절이 불량해 높은 안압이 장기간 지속되는 경우에도 신경의 손상이 빨라진다.

2) 동반된 다른 안과질환이나 전신질환

병이 한가지인 것보다는 여러 가지가 동시에 있을 때 경과가 더 나쁜 것은 당연하다. 때로는 다른 병 때문에 녹내장이 발생하기도 한다.

녹내장 환자에게 '거짓비늘백내장(Pseudoexfoliation cataract)'이라는 질환이 함께 있는 경우는 개방각녹내장이라 하더라도 진행이 빠른 것으로 알려져 있다. 이 병은 녹내장약도 잘 듣지 않고 수술을 하더라도 경과가 불량한 경우가 많아 더욱 적극적으로 치료를 받아야 한다. 물론 다른 녹내장에 비해 진행이 빠르다는 것이지 폐쇄각녹내장 발작처럼 며칠, 몇 달 만에 신경이 망가지는 것은 아니다.

그리고 눈 안에 염증이 계속 반복되는 포도막염이라는 병이 있는 경우도 녹내장 치료가 쉽지 않다. 포도막염은 류머티즘이나 베세트씨병, 루프스 같은 자가면역질환 환자에 흔하게 동반되는데, 이런 경우에도 치료가 불가능하거나 모든 환자가 녹내장이 치료가 어려운 것은 아니다. 다만 몸 상태가 나쁘거나 그런 병들이 조절이 안 될 때 녹내장도 함께 치료가 어렵게 되는 경우가 많다. 이런 병을 함께 앓고 있는 환자는 다른 녹내장 환자보다 더 자주 병원에 다니고 더 강한 치료를 받아야 해 고생하게 된다.

한편 당뇨병이나 고혈압이 있는 환자는 전반적으로 어떤 병이든 더 좋지 않은 경과를 보이기 쉬운데, 녹내장이라고 해서 크게 다르지는 않다. 하지만 혈압이나 당을 잘 조절하는 경우는 일반적인 환자와 비슷한 경과를 보이는 경우가 많기 때문에 그런 병을 앓고 있다고 크게 낙담할 일은 아니다. 그렇지만 당뇨병을 오래 앓게 되면 눈 속에 있는 망막이라는 조직에 병이 생길 수 있는데, 이런 당뇨망막병증이 생기면 자체적으로 시력을 위협하고, 그게 치료가 잘 안 되면 '신생혈관녹내장'이라는 치료가 더욱 어려운 녹내장이 발생할 수 있다. 당뇨 환자는 실명의 위험성 때문에라도 철저한 혈당과 전신관리가 필요하고, 정기적인 안과 검진도 받는 것이 좋다.

고혈압이나 당뇨병 이외에도 심장질환, 신장질환, 동맥경화, 편두통, 갑

상성 질환 등 다양한 질환들이 전신의 혈액순환에 문제를 일으켜 녹내장에 나쁜 영향을 줄 수 있는데, 기본적으로 어느 병이든 심하게 앓고 조절이 원만하지 않으면 녹내장의 치료에 나쁜 영향을 줄 수 있다.

3) 치료받기 어려운 경우

녹내장은 치료를 잘 받으면 오랜 기간 시력을 유지하며 정상생활을 할 수 있는 병이다. 하지만 점안약에 대한 부작용이나 알레르기 반응이 너무 심한 경우, 약으로 인해 발생한 피부염으로 눈 주위가 부풀어 오르며 진물이 나고 눈을 뜨지 못하게 될 정도가 되면 치료를 계속 할 수가 없다. 치매나 전신 허약상태로 몸이 너무 좋지 않아 병원에 오가지 못하는 환자도 있을 수 있고, 다른 병으로 많은 약제를 사용하고 있어 추가적인 투약을 몸이 견디지 못하는 환자도 있을 수 있다. 또한, 임신으로 인해 약을 사용하지 못하는 수도 있다. 녹내장이 발병한 사실을 모르고 방치하는 것과 환자가 치료를 거부하는 것 등을 포함해 어떤 이유든지 안압이 높은 것을 방치하게 되면 당연히 정상적인 경과보다 녹내장의 진행이 빠를 수 있다.

이렇게 약물을 사용하기 어려운 경우에는 굳이 어려운 약물치료를 고집하기보다는 레이저치료나 수술을 시행 받는 편이 훨씬 간편하고 효과적일 수 있다. 이때에는 환자의 남은 수명이나 전신상태, 임산부라면 남은 임신기간 등을 참고하여 현재의 안압과 시신경의 손상 정도, 예상되는 진행속도 등을 신중히 고려해서 치료방법을 결정해야 한다. 이때 치료를 못 해서 오는 피해와 치료를 받느라 들어가는 피해와 노력이 정당하고 합리적인 것인지에 대한 심사숙고가 필요하다.

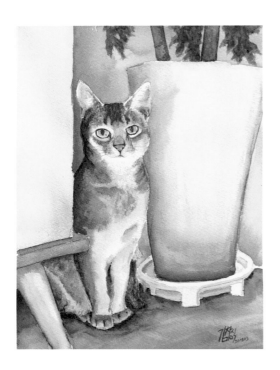

레이저치료

우리나라에 가장 흔한 정상안압녹내장을 비롯한 대부분의 개방각녹내장은 약물로 치료하는 게 일반적이지만, 바로 앞에 얘기한 대로 수술이 필요한 경우가 있을 수 있다. 그러나 수술이 필요한 정도는 아니지만, 약물을 사용하기 꺼려지거나 매일 약을 넣기가 힘든 경우, 부작용으로 약물 사용하기가 힘겨운 경우 등에서 레이저치료를 고려해 볼 수 있다. 그리고 약물로써 치료 효과가 부족한 경우나 임신 등으로 약물 사용이 어려운 경우 등에서도 레이저치료가 좋은 대안이 될 수도 있다.

수술을 받으려면 마취를 해야 하고, 병원에 입원하여 수술실에 들어가 무서운 수술과정을 견뎌야 하며, 수술 후에도 얼굴에 물을 대지 못하고 다치지 않게 조심해야 하는 등 한동안 집중적인 관리가 필요하다. 그에 비해 레이저는 그런 과정이 필요없이 간단히 시행될 수 있기에 상대적으로 부담 없이 시행 받을 수 있다. 따라서 약물치료를 대체하거나 약물과 함께 사용하는 병용치료법으로도 이용될 수 있다. 하지만 레이저치료가 모든 사람에게 충분한 효과를 나타내는 것은 아니다. 레이저치료는 몇 가지 종류가 있어 고유의 방식으로 사용되는데, 녹내장의 종류에 따라 그에 맞는 방법을 선택해서 사용한다.

폐쇄각녹내장의 레이저치료

갑자기 안압이 올라는 폐쇄각녹내장 발작이 나타난 환자에서는 가능한 대로 즉시 레이저치료가 필요하며, 안압이 높지 않더라도 전방각이 좁아져 있어 앞으로 폐쇄각녹내장을 유발할 위험이 있는 좁은 전방각을 가진 환자에게서도 예방적 레이저치료를 받으면 폐쇄각녹내장의 발생위험을 훨씬 낮춰줄 수도 있다.

앞서 전방각경검사 편에서 언급했듯, 눈 안의 방수라는 액체가 빠져나가는 길목이 전방각이라는 곳인데, 이곳이 막혀 방수가 배출이 안 되는 상태를 폐쇄각녹내장이라고 한다. 이 경우 방수가 눈 안에 쌓여 안압이 아주 높게 올라갈 수 있고 단기간에 시신경이 손상될 수 있다. 방수는 홍채 뒤쪽의 섬모체라는 조직에서 눈 안으로 분비되고 동공을 통과하여 홍채 앞으로 이동한 다음, 검은 동자 주변부 안쪽에서 각막 뒷면과 홍채의 앞면 사이에 존재하는 전방각에서 섬유주라는 채 모양의 조직을 통과하여 눈 밖으로 배출된다.

폐쇄각녹내장은 나이가 들어감에 따라 수정체(눈에 들어오는 빛의 초점을 맞춰주는 돋보기 형태의 조직)가 두꺼워 지면서 많이 발생한다. 이렇게 수정체가 두꺼워져 바로 앞에 있는 홍채와 접촉할 정도가 되면(동공차단), 홍채 뒤쪽 주변부에서 생성된 방수가 동공을 통해 홍채 앞으로 이동하는 것을 방해하게 된다. 그러면 홍채 뒤에 방수가 축적되어 압력이 상승하게 되고, 높아진 압력은 홍채를 앞쪽으로 불룩하게 밀어낸다. 이러한 홍채의 밀림이 심해져 그 앞쪽의 각막과 접촉할 지경에 이르면, 각막과 홍채 사이에 존재하는 방수유출로인 전방각이 막혀버려 섬유주가 폐쇄되고 방수는 눈 밖으로 빠져나갈 곳을 잃는다.

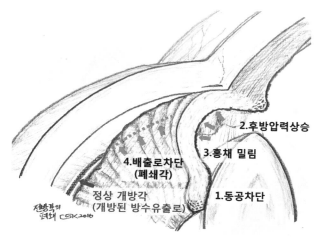

폐쇄각녹내장의 발생과정

이런 상태를 폐쇄각녹내장이라고 하는데, 안압이 아주 많이 올라가기 때문에 다른 녹내장과 다르게 통증과 시력저하를 일으키고, 눈 주위의 신경을 자극해 두통, 속 메스꺼움과 구토를 동반한다. 이때 하루 이틀 사이에 즉각적인 조치를 취하지 않으면 실명에 이를 수가 있다. 따라서 이런 증상들이 동시에 발생하는 경우 바로 응급실로 와야 한다. 이때 응급실에서는 정맥주사와 먹는 약, 안약을 총동원해 안압을 급히 내려주는 치료를 시행하고, 원인의 해결을 위해 가능하면 레이저치료를 시행하는 게 원칙이다.

이때 시행하는 레이저를 '주변홍채절개술'이라고 한다. 이는 주변부 홍채에 작은 구멍을 뚫어줌으로써 홍채 뒤의 방수가 홍채 앞으로 이동할 수 있는 새로운 샛길을 만들어주는 것이다. 폐쇄각녹내장 환자는 홍채 뒤의 압력이 높으므로 작은 구멍만 뚫어줘도 방수가 압력이 낮은 홍채 앞쪽으로 바로 빠져나온다.

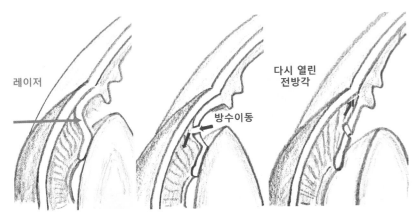

레이저

다시 열린
전방각

방수이동

폐쇄각녹내장의 레이저치료: 주변홍채절개술

　이렇게 되면 홍채 앞뒤의 압력이 같아지고, 자연히 앞쪽으로 볼록 튀어나와 방수배출로인 섬유주 구멍을 막고 있던 홍채가 편평하게 펴지며 뒤로 물러나서 홍채로 막혀있던 섬유주가 개방될 수 있다. 그럼 다시 방수가 정상적인 방수배출로를 따라 눈 밖으로 나올 수 있게 되어 안압상승의 원인이 사라지게 된다. 이는 폐쇄각녹내장의 완치를 가져올 수도 있는 아주 효과적인 치료법이다.

　하지만 폐쇄각녹내장 발작이 아주 심하게 왔거나 홍채가 각막과 붙어 있던 기간이 길었던 경우, 심한 염증이 동반된 경우 등에서는 홍채와 각막 조직이 서로 단단히 들러붙어 있을 수 있다. 이런 경우에는 레이저를 시행해도 홍채-각막 간의 유착이 떨어지지 않아 방수유출로가 개방되지 않기 때문에 안압이 떨어지지 않는다. 따라서 레이저를 해도 전혀 효과가 없는 경우도 있고, 전방각이 일부만 개방되는 경우에는 레이저 후에도 녹내장약을 사용해야 안압을 조절할 수 있기도 하며, 시간이 지나면서 다시 전방각이 막히는 경우도 발생할 수 있다. 그렇기에 레이저치료를 받았다고 녹내장 치료가 끝나는 것이 아니고 이후로도 정기적인 경과관찰이 필요하다.

또한, 모든 폐쇄각녹내장 환자에서 레이저치료를 할 수 있는 것도 아니다. 레이저치료를 하기 위해서는 각막이 투명해 레이저가 홍채까지 도달할 수 있어야 한다. 안압이 아주 높아지면 눈 안의 수분이 각막에 밀려 들어가 각막이 불투명해진다. 그런 경우 우선 안압을 내려 각막이 맑아진 다음에야 레이저가 가능한데, 드물지만 약물로써 안압을 내리지 못해 각막이 불투명해 레이저가 불가능한 경우도 있다. 어떤 환자에서는 전방각이 너무 심하게 좁아져 각막과 홍채가 전체적으로 서로 달라붙어 있으면 레이저치료 자체가 불가능할 수도 있다. 또한, 방수유출로의 입구인 섬유주를 열어주더라도, 그 이후 뒤쪽의 방수유출로 자체가 손상을 받은 경우에는 막혔던 방수유출로 입구를 열어주는 것만으로는 방수를 눈 밖으로 배출시킬 수가 없어 안압조절이 안 될 수 있다.

이렇게 레이저가 불가능하거나, 레이저를 하고 나서도 안압조절이 불가능한 경우에는 결국 새로운 방수유출로를 만들어주는 녹내장 수술을 시행해야 한다. 하지만 전방각이 좁아져 있거나 폐쇄각녹내장이 있는 환자라면 레이저 주변홍채절개술은 특별한 합병증이 거의 없고, 수술처럼 오래 걸리고 아프거나 어렵지도 않으며, 애초에 녹내장 발생원인의 해결을 시도하는 근본적인 치료이기 때문에 기본적으로 시행해 주는 것이 원칙이다.

레이저치료는 동공을 줄이는 안약을 넣은 후, 눈에 점안마취약을 떨어뜨린 뒤 레이저용 콘택트렌즈를 눈에 붙이고 세극등현미경에 앉아서 짧은 시간에 시행 받을 수 있다. 시행하는 동안 크게 통증을 느낄 일은 없다. 시술 후 눈이 끈적거릴 수 있고, 잠시 시력이 흐리게 보일 수 있다. 레이저 후에는 일시적으로 약한 염증이 발생하여 시력이 약간 떨어질 수 있지만, 대부분 스스로 돌아온다. 성공적인 레이저 치료 이후에는 녹내장 약물 투여가 필요 없어지는 경우도 있고, 그렇지 않더라도 대부분 시술 전보다 안압조절이 훨씬 용이해진다.

백내장과 폐쇄각녹내장

폐쇄각녹내장 역시 나이가 들어가면서 발생빈도가 늘어나는 질환이다. 따라서 폐쇄각녹내장 환자에서 백내장이 함께 존재하는 경우가 많다. 만일 백내장이 시력에 영향을 주지 않는 미미한 경우라면 일부러 수술할 일은 아니지만, 폐쇄각녹내장 환자에게 불편을 초래할 만한 백내장이 함께 존재하는 경우에는 백내장 수술을 시행하는 것도 좋은 방법이다. 백내장 수술만 시행해도 안압이 많이 내려오는 경우가 흔한데, 이는 뒤쪽에서 홍채를 앞으로 밀고 있던 두께 4~5mm의 수정체를 제거하고, 그 자리에 두께가 1mm가 되지 않는 얇은 인공 수정체를 삽입하기 때문에 홍채 뒤쪽의 공간이 넓어지고, 이에 따라 전방각이 함께 넓어지는 효과 때문이다.

그러나 레이저를 한다고 모두 안압이 조절되지 않는 것과 마찬가지로, 백내장 수술을 한다고 해서 모든 폐쇄각녹내장 환자에서 안압이 정상으로 조절되는 것은 아니다. 많은 환자에서는 안압조절이 수월해지지만, 수술 후 전방각이 넓어지지 않는 수도 있고, 역시 방수유출로 자체에 문제가 있는 환자는 백내장 수술만으로는 안압조절이 안 될 수 있어 수술 후 녹내장약이나 별도로 녹내장 수술이 필요한 경우도 있다.

그렇기 때문에 폐쇄각녹내장과 백내장이 동시에 존재하는 환자에서 백내장 수술만 시행할지, 녹내장 치료를 먼저하고 나중에 백내장 수술을 할지, 아니면 백내장 수술과 녹내장 수술을 동시에 시행할지는 환자 개개인의 상태에 맞추어 신중히 결정해야 할 문제이다. 백내장 수술과 녹내장 수술을 동시에 하는 방법이 있는데, 이는 환자와 의사 모두에게 간편하기는 하지만, 전체적으로 비교해보면 두 가지 수술을 신중히 따로 시행하는 것만 못한 경우가 제법 있다. 그러기에 환자가 주관적으로 무턱대고 어떤 치료를 선호하여 이렇게 하자고 요구하기보다는 자신의 상태와 그에 맞는 적절한 치료법에 대해서 의사와 신중히 상의해서 결정할 일이다.

개방각녹내장의 레이저치료

방수배출로의 입구인 전방각의 섬유주가 홍채로 막혀있지 않고 열려 있는데도 안압이 상승하는 것이 개방각녹내장이다. 이는 곧 섬유주 혹은 그 이후의 방수배출로 자체에 문제가 생겼음을 의미한다. 이 경우에도 레이저치료를 시행할 수 있는데, 폐쇄각녹내장과는 다른 방법을 사용해야 한다.

전통적으로 개방각녹내장에는 아르곤레이저 섬유주성형술(ALT, Argon Laser Trabeculoplasty)이 시행되었는데, 얼마 전부터 야그레이저 (Nd:YAG laser)를 사용하는 선택적 레이저 섬유주성형술(SLT, selective laser trabeculoplasty)이 개발되어 이 시술이 증가하고 있다. 개방각녹내장에서의 레이저치료는 방수배출로의 시작인 섬유주에 나 있는 채 모양의 구멍을 크게 만들어 주거나, 방수배출기능을 증가시켜주는 방법이다.

전통적인 아르곤레이저 섬유주성형술은 레이저 불빛으로써 섬유주에 국소적인 열을 가해 치료한다. 아주 세밀하게 일정한 간격을 띄워 작은 원 형태로 섬유주의 중심부를 아주 짧은 시간 동안 국소적인 열을 가한다. 그러면 레이저를 받은 섬유주조직이 쪼그라들게 되고, 그 주변의 채 모양 섬유주 구멍이 넓어져 방수유출이 증가하는 원리이다. 최근에 많이 사용되는 선택적 레이저 섬유주성형술은 보통 섬유주 전체에 레이저를 조사하는데, 열을 가하는 것이 아니고 섬유주 세포 중에서 색소가 포함된 일부 세포만 선택적으로 자극함으로써 세포를 활성화시켜 방수배출기능을 증가시켜 안압을 떨어뜨린다. 이는 섬유주 세포에 영구적 손상을 초래하지 않기 때문에 같은 곳에 추가 치료를 할 수 있는 장점이 있어 최근 사용빈도가 높아지고 있다.

레이저 치료는 개방각이든 폐쇄각이든, 비교적 간단하고 통증이 거의 없이 시행 받을 수 있다. 레이저 전에 전처치로써 동자를 줄이는 축동제를 사용하는 경우가 많다. 동자가 줄어들면, 레이저용 암실에 들어가 눈에 점안마취제 한 방울을 넣고 치료를 시행한다. 외래진료 시 통상 사용하는 세극등현미경 앞에 앉으면 레이저 전용 콘택트렌즈를 눈에 붙이고 레이저를 시작하는데, 대부분 수 분 이내에 레이저가 끝난다. 환자가 지나치게 겁을 먹어 불편해하는 경우가 있긴 하지만, 마찬가지로 특별히 아프거나 할 부분은 없다. 치료 직후에는 콘택트렌즈에 눈이 렌즈에 눌려 있었고, 렌즈에 붙어있던 윤활용 점액이 눈에 남아있기 때문에 한동안

약간 뿌옇게 보일 수 있지만, 보통 10~20분 지나면 저절로 회복된다. 사람에 따라 눈 안에 레이저로 인한 염증이 가볍게 생길 수 있고, 혹시라도 안압이 상승하는 경우가 있어 시술 후에 반드시 외래 진료를 받아야 하지만, 이런 부작용은 거의 다 저절로 좋아진다.

레이저치료는 그 명칭이 주는 어감에서 무언가 굉장한 것을 기대하는 수가 있는데, 실상 그 효과는 녹내장 약물 하나쯤 더 추가하는 정도의 안압 강하를 나타내는 것으로 알려져 있다. 이는 환자 입장에서의 기대에 비하면 큰 효과가 아니라고 느낄 수도 있지만, 생각하기에 따라 아주 효과적인 치료법으로 볼 수도 있다. 앞서 얘기한 것처럼 녹내장은 치료를 시작하면 보통 평생을 계속하게 되고, 치료에 사용되는 안약들이 하나같이 만만한 게 없어 부작용이 나타나는 경우가 많다. 이로 인해 아예 투약이 불가능한 경우도 있고, 때로는 아주 불편하지만, 충혈, 가려움, 눈 주위의 피부가 어두워지는 등의 부작용을 견디며 살아야 한다. 평생을 사용해야 하기에 약값으로 들어가는 비용도 만만치 않다.

레이저는 몇 분밖에 걸리지 않는 짧은 치료로써 안약을 계속 넣어야 하는 번거로움과 여러 가지 불편한 부작용 없이 안압을 내릴 수 있으며, 큰 부작용이 없다. 이런 점은 약제의 사용이 불가능한 임신부나, 심한 알레르기 때문에 약을 사용하지 못하는 환자에게는 아주 큰 도움이 된다. 또한, 안약의 부작용으로 불편함을 호소하는 환자에게도 약을 끊거나 사용하는 개수를 줄이는 데에 유용하게 사용될 수 있다.

그러나 안타깝게도 이런 레이저 치료가 모든 환자에게 효과가 나타나는 것은 아니다. 효과가 좋은 환자에게는 레이저로 안압이 충분히 내려가 약제 사용이 필요 없게 되는 경우도 있지만, 원하는 만큼 효과를 보이지 않아 안약을 계속 사용하게 되는 경우도 있다. 가끔은 전혀 효과가 없거나, 드물지만 오히려 안압이 상승하는 경우도 있다. 보고에 따라 다르지만, 대략 약 1/3 정도에서 원하는 효과를 얻지 못한다고 알려져 있다. 효과의 지속시간도 사람마다 다르게 나타나는데, 수년 이상 안압을 낮춰주는 경우에서부터 단 며칠 효과를 보고 마는 경우까지 다양하게 나타나고, 그 경과를 미리 예측하기도 쉽지 않다. 평균적으로는 효과 좋은 안약 하나 정도의 효과가 약 6개월~1, 2년 정도 지속하는 것으로 보는 견해가 많다. 따라서 레이저 치료를 받았다고 해서 녹내장의 진료를 게을리해서는 안 될 것이다.

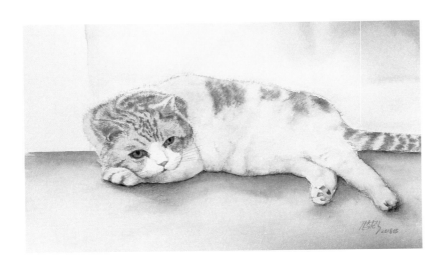

임신과 녹내장

임신 가능기에 있는 젊은 여자환자는 어떤 경우든 항상 약을 사용하는 데 주의해야 한다. 거의 모든 인공적인 약제는 태아에 영향을 미치기 때문이다. 특히, 임신 초기 5~10주 태아의 발달이 활발할 시기에 약제의 영향이 더 크기 때문에 이때 약을 사용하는 것은 임신 후기보다 더 위험하다.

사실 임신 중에 약을 사용하면 안 된다는 사실은 누구나 알고 있지만, 본인 스스로도 아기가 생긴 것을 모르는 경우가 허다하다. 실제 젊은 여자환자 중 무심코 약을 사용하고 있다가 나중에서야 임신 사실을 발견하는 경우가 종종 있다. 엄격히 말하면 의사들은 약을 처방할 때 여자환자에게는 항상 임신 가능성 여부를 물어봐야 한다. 10대 학생이라고, 50대가 넘었다고 해서 임신하지 않았으리란 보장은 없는 것 아닌가? 하지만 젊은 여학생이나 나이 많은 여자환자에게 그런 걸 묻는 건 큰 실례가 될 수 있다. 자칫 말을 잘못 꺼냈다가 환자와 의사 간, 혹은 환자 가족 간에 문제가 생길 수 있어 의사가 물어보기가 어렵다. 따라서 본인에게 임신 가능성이 있다면 약을 처방받을 때 의사에게 반드시 먼저 이야기해주어야 한다.

사실 임산부에게 안전한 녹내장약이라는 것은 없다. 임신 중 약물사용에 관한 미국 FDA 권고사항에는 모든 거의 녹내장약이 Class C에 해당한다. 즉, 임신 중에 사용하면 안전을 보장하지 못한다는 약이다. 그나마 가장 덜 위험한 약이 알파간 계열의 약으로, Class B에 속하여 상대적으로 안전한 편에 속하지만, 알파간도 임신 말기에 태아의 중추신경계에 영향을 미친다는 보고가 있다. 결국, 임신 중에 안심하고 사용할 약이라는 것은 없다고 봐야 한다.

하지만 사실 임신 초기에 약을 몇 번 사용했다고 해서 기형아를 출산하는 경우는 드물다. FDA 권고사항이란 단지 안전하다고 증명되지 않았다는 뜻이다. 그렇다고 하더라도, 환자가 약을 사용하던 중에 임신한 것을 늦게 알게 되어 의사에게 "내가 먹은 약이 태아에게 영향을 주지 않을까요?"라고 묻는다면, 약을 처방한 입장에서는 "안전하다고 할 수 없다."라고 대답할 수밖에 없다. 누가 알겠는가? 그 누가 괜찮다고 이야기해서 책임을 떠맡으려 하겠는가?

하지만 조사결과에 의하면 (약물사용시기, 약물의 종류와 사용한 양에 관계없이 모두 포함한 조사에서) 임신 중에 약을 사용한 경우 기형아 및 행동장애를 유발할 확률이 4~6%였다고 한다. 임신 중 약을 사용한 엄마가 낳은 아기에게서 기형아가 나올 확률과 나중에 크면서 행동장애를 유발할 확률을 합해서 20명에 한 명꼴이다. 이는 약물중독 등 대량의 약물을 사용한 경우를 포함한 조사이기 때문에, 안약 몇 방울을 사용한 경우만 모은다면 이것보다 훨씬 더 낮게 나타날 것이 틀림없다. 그러니 아이를 낳은 다음이라도, 혹시 아이의 발달이나 행동이 의심스러울 때 자신이 임신 기간에 사용한 약물 때문이 아닐까, 자책할 필요는 없을 것이다. 일단 정상적으로 태어났으면 그럴 확률은 극히 드물다.

실제로 내가 치료하던 젊은 여자환자 중에 임신 사실을 모르고 녹내장약을 사용하던 경우가 몇 번 있었다. 발견 즉시 녹내장약을 중지하였고, 다행히 모두 아무 탈 없이 안전하게 정상아를 출산하였다. 하지만 가

임기의 젊은 여자환자는 항상 임신 가능성을 염두에 두고, 임신상태에서 약을 사용하지 않도록 스스로 주의를 기울여야 한다. 혹시라도 본인이 임신 사실을 모르고 약을 사용했다 하더라도, 지나친 걱정으로 임신을 중지하려 하지 말고 담당 의사와 상의해보는 것이 좋다. 그러나 임신이 잘못될 가능성이 낮기는 하지만 '보장할 수 있나?'라고 묻지는 마시길 바란다. 그런 걸 보장할 수 있는 의사란 원래 없는 것이다.

녹내장 환자의 입장에서 다행스러운 것은 임신을 하면 몸의 호르몬체계에 변화가 생겨 대부분 안압이 약간씩 내려간다. 떨어지는 정도가 크지는 않지만, 애매하게 약간 안압이 높은 경우에는 정상범위로 내려오는 경우가 많다. 또한, 앞서 말한 것과 같이 대부분의 녹내장은 진행이 빠른 병이 아니기 때문에, 설사 안압이 약간 높더라도 임신 중을 눈이 버텨줄 수 있다고 판단되면 치료를 하지 않고 지켜볼 수도 있다. 하지만 녹내장 진행이 많이 되어 이미 시신경 손상이 심한 환자에서는 약간의 추가손상이라도 시기능에 큰 영향을 줄 수도 있어 위험할 수 있다. 그리고 임산부는 젊기 때문에 앞으로 녹내장을 가지고 살아야 할 세월이 길고, 태어날 아이를 잘 돌보기 위해서라도 자기 시력을 보존해야 한다. 그렇기에 손상이 심한 환자는 가능한 한 추가손상이 일어나지 않도록 관리해주는 것이 필수적이고, 안압의 높은 정도와 녹내장 진행상태와 임신 전후 안압의 경과를 자세히 검토해서 치료방법을 결정해야 한다. 방법이 없는 것이 아니다. 무턱대고 안약을 끊을 수는 없고 필요하다면 레이저나 수술을 시행할 수 있다.

임신을 한 상태에서 안압이 안심할 수 없게 높은 상황이라면 레이저치료를 시도해보는 것이 좋다. 모든 환자에서 만족할만한 효과를 얻는 것은 아니지만, 레이저치료는 점안마취약 한 방울만 넣고 통증 없이 몇 분 만에 간단히 치료가 끝나기 때문에 임신에 미치는 영향이 거의 없다고 봐도 좋다. 만일 레이저치료 후에도 안압이 높다면 수술이 유리할지, 투약이 유리할지 신중하게 고민해봐야 한다.

예전에 녹내장 손상이 심하게 와있는 환자가 이미 약을 여러 가지 사용하고 있는 상황에서 임신을 원하는 경우가 있었다. 이 환자는 내 눈이 더 중요한지 아이를 가지는 것이 더 중요한지를 놓고 고민을 거듭하다가, 아이를 가지기 위해 자기 눈을 포기하겠노라고 내게 선언하였다. 그러나 이렇게 극단적인 생각을 할 필요는 없다. 물론, 녹내장은 가능하면 수술하지 않고 치료를 하는 게 좋지만, 필요한 경우 수술을 시행할 수 있으며, 그 결과도 대체적으로 좋다. 그래서 이 환자는 임신 전에 녹내장 수술을 받았고, 약물을 모두 끊은 후에 임신하여 건강한 아이를 출산하여 그 이후로 15년 이상 잘 지내고 있다.

사람이 어려운 문제를 만났을 때 혼자 머리를 싸매고 고민을 거듭하면 좋은 수가 떠오르지 않고 자꾸만 극단적으로 치닫는 경우를 종종 본다. 옛말에도 있듯이 고민과 병은 나누는 것이 좋다. 절망에 빠진 사람들은 세상을 보는 시야가 좁아져 남들에게 도움을 청하지 않고 혼자 한없는 수렁으로 빠져드는 경우가 많다. 그러나 용기를 내서 세상을 향해 눈을 돌려 찾아본다면, 의외로 세상에는 자기를 도와주려 하는 사람이 많음을 알 수 있을 것이다. 그들은 본인이 생각지 못한 엉뚱한 방향으로 도움을 줄 수도 있고, 뜻밖에 간단한 해결책을 제시할 수도 있는 것이다. 질병이 문제라면 우리 주변에는 만나기 어렵지 않은 좋은 의사들이 많이 있다. 이런 의사를 잘 활용하는 것도 훌륭한 삶의 지혜가 될 것이다.

선천녹내장

녹내장 환자들 중에는 '왜 나에게 이런 병이 생겼을까?'라는 자괴감으로 자신의 운명을 한탄하는 사람이 많다. 물론 이해가 되는 일이지만, 한편으로는 태어날 때부터 녹내장을 가지고 나오는 아이들도 있음을 생각하면 자기의 처지가 최악이라고 생각할 수 없을 것이다. 사람은 태어나서 첫 수개월이 시력의 발달에 가장 중요한 시기이고, 만 6 ~ 10세 정도까지 보는 방법을 배우면서 정상적인 시력이 완성된다. 이 시기에 시력을 발달시키기 위해서는 적당한 자극이 눈으로 들어와야 하는데 어떤 이유로든 그것이 차단되면 시력발달이 불가능하다. 이렇게 시력발달이 안 되면 나중에 볼 수 있는 조건을 만들어준다 해도 정상적인 시력을 찾을 수 없는데, 이를 '약시'라고 한다. 선천녹내장을 가지고 태어나는 아이들은 생에 첫 시기에 정상적으로 사물을 볼 수 없기에 대부분 정상적인 시력발달이 어렵다.

선천녹내장은 태어날 때 눈 안의 방수가 눈 밖으로 배출되는 경로가 제대로 발달하지 않아 발생한다. 선천녹내장을 가진 아이는 방수의 배출로 입구인 섬유주에 정상적인 채 모양의 구멍이 생기지 않은 상태로 태어난다. 따라서 방수가 눈 밖으로 배출되지 못하므로 안압이 상승하고 시신경이 망가진다. 선천녹내장의 기본적인 치료는 이렇게 막혀있는 섬유주 부위를 칼로 열어주는 비교적 간단한 수술을 시행한다. 이런 수술을 전방각절개술(Goniotomy)이라고 한다. 검은 동자 각막의 주변부에 작은 구멍을 뚫어 기구를 삽입하여 전방각을 열어주는 비교적 간단한 수술이다. 이 수술은 각막이 투명해야 시술이 가능한데, 각막이 불투명 해져서 온 선천녹내장 환자는 섬유주절개술(trabeculotomy)이라는 수술 을 받아야 한다. 검은 동자 주변의 흰자위를 통해 기구를 삽입해 수술하 지만 결국 같은 부위를 열어주는 수술인데, 과정이 복잡해 시간이 더 걸 린다. 두 수술 모두 전신마취하에 수술하게 되어 국소마취 수술에 비해 시간이 더 걸린다. 이런 선천녹내장 수술은 섬유주만 발달이 제대로 안 된 상태로 태어나 막혀있고, 이후의 방수유출경로가 제대로 발달해 있 다면 이 수술만으로도 좋은 효과를 얻을 수 있다.

그렇지만 섬유주뿐만 아니라 그 뒤의 방수유출경로마저 제대로 발달 하지 못한, 심한 선천녹내장의 경우에는 이런 전방각 수술만으로는 안 압을 내리기가 어렵다. 수술 전에 전방각절개술로 충분한 효과를 얻을 수 있을지를 미리 알아보기가 어렵기 때문에, 선천녹내장에서는 전방각 절개술을 기본적으로 시행하고, 그래도 안압조절이 불가능한 경우에는 이차로 성인에서 시행하는 통상적인 녹내장 약물치료나 수술을 받아야 한다. 일찍 발생한 녹내장일수록 병의 경과가 어른들의 녹내장보다 불량 하다.

앞서 녹내장의 증상 편에서 언급한 바와 같이, 선천녹내장을 가지고 태어나는 아이들은 눈부심, 눈물 흘림, 눈꺼풀경련 등의 증상을 보인다. 하지만 갓난아이는 시력이 나쁘다거나 자신이 불편하다는 사실조차 스 스로 인지하기 어렵고, 불편하더라도 제대로 호소하지 못하기 때문에 부 모의 주의와 관심이 필요하다. 갓난아이의 눈부심은 밝은 빛을 보기 싫어하는 것으로 알아차려야 하고, 밝은 곳에 가면 엄마 품에 얼굴을 묻고 고개를 못 드는 형태로 표현되는 경우가 많다. 또한, 선천적으로 눈꺼풀에 있는 눈물 배출구가 막혀있는 아이도 눈물을 자주 흘리며 눈을 심하게 찡그리게 되지만, 이런 증상이 있는 아이도 선천녹내장이 아닌지 검사해보아야 한다.

아이들의 눈은 어른과 달라 유연성이 높으므로 안압이 장기간 심하게 높으면 안구가 늘어나 크기가 커진다. 그래서 눈이 다른 아이들보다 더 크게 보이기도 하고, 한쪽 눈에만 선천녹내장이 있으면 양쪽 눈의 크기가 달라 보인다. 근시가 있는 아이도 눈이 커 보이는데, 다른 아이보다 유독 눈이 더 커 보인다고 하면 역시 선천녹내장이 아닌지도 검사해볼 필요가 있다.

선천녹내장으로 안압이 급격하게 많이 올라가는 경우에는 눈이 갑자기 늘어나기 때문에 검은 동자 안쪽의 살이 트는 현상이 발생할 수 있다. 그러면 눈 안의 방수가 각막조직으로 스며들어 투명해야 할 검은 동자가 하얗게 변하게 된다. 이때는 바로 응급실로 가서 치료 혹은 수술을 시행해야 한다.

역시 이런 글을 쓸 때마다 항상 떠오르는 걱정이, 이렇게 증상에 대한 글을 보면 모든 엄마가 내 아이가 녹내장일 것 같은 의심이 들어 걱정하게 될까 봐 조심스럽다. 하지만 선천녹내장은 흔한 병이 아니어서, 신생아 만 명에 하나쯤 생길 수 있는 아주 드문 병이다. 그리고 아주 일부에서 유전되는 형태의 녹내장이 있기는 하지만, 대부분의 녹내장은 유전된다고 할 수 없다. 하지만 가까운 친척 중에 녹내장을 앓고 있는 사람이 있다면 그렇지 않은 경우보다 녹내장의 발생확률이 약 5배~10배 정도

커진다. 따라서 친척 중에 녹내장 환자가 있는 부모라면 아이의 눈에 좀 더 관심을 가지고 눈부심, 눈물 흘림, 눈 찡그림 등이 없는지, 눈이 유난히 크지 않은지 등을 유심히 볼 필요가 있다. 거꾸로 녹내장이 유전병이 아니므로 가족 중에 녹내장 환자가 전혀 없다고 하더라도 아이에게 녹내장이 생길 가능성이 있는 것이다. 따라서 저런 증상이 있으면 안심할 수 없으니 병원에 데려가 확인하는 게 좋다.

어린아이들은 어른과 달리 안압을 측정하고 시신경을 들여다보기가 쉽지 않다. 아이가 커서 얌전히 앉아서 검사를 받을 수 있는 6~8세가 될 때까지는, 병원에 갈 때마다 눈동자를 키우는 산동제를 넣고, 안압을 측정하기 위해 가벼운 마취를 해서 재워야 하는 등 고생이 말도 못하게 심하다. 엄마 아빠들이 병원에 가기 싫어하는 아이와 싸우는 어려움이 애처롭지만, 의료진의 입장에서도 만만치 않은 일이다. 우리나라 의료체제에서는 이렇게 어려운 검사라도 합당한 비용이나 마취인력의 지원이 안 되기 때문에 시간이 오래 걸리고 힘든 검사를 하며, 아이의 부모와 함께 마취의 위험을 감수해야 한다. 그렇다고 모든 아이를 매번 입원시켜 전신마취를 하고 안압을 잴 수는 없는 노릇이다.

아무리 검사받기가 어렵더라도 그런 불편이 귀찮아 방치한다면 잘못되었을 경우 치러야 할 대가가 너무 크다. 절대 그냥 둘 수는 없는 일이다. 하지만 실제로 이런 증상을 호소한다며 찾아오는 대부분 아이들은 별 이상이 없는 경우가 대부분이다. 아이의 눈이 의심스러운데도 아이가 검사받기를 너무 싫어해서 병원에 못 가고 마음속에 걱정을 묻어두고 전전긍긍하는 것보다는, 한 번 고생하더라도 눈 상태를 확인해 주는 것이 좋다.

사실, 어린아이에게서는 마취를 하고 누워있는 상태에서 안압을 재야 하기 때문에 정확한 안압을 측정하기 어렵다. 전신마취도, 안압을 잴 때의 자세도 안압에 영향을 미치기 때문인데, 마취는 대체로 안압을 내리고 누운 자세에서는 안압이 올라간다. 따라서 일반적으로 전신마취 없이 앉아서 측정하는 어른의 안압과는 다르게 나타난다. 또한, 어린아이의 시신경은 녹내장이 시작했다고 하더라도 정상처럼 보이는 경우가 많기 때문에, 의사들이 똑 부러지게 정상이다, 아니다를 구별해주기 힘든 경우가 흔하다. 사실 원래부터 녹내장은 한 번 보고 진단을 명확히 내리기 어려운 병이다. 녹내장 손상이 심한 경우에는 한 번에 진단할 수 있지만, 특히 녹내장 초기에는 알아보기 어렵다. 녹내장은 시간이 지남에 따라 서서히 시신경이 망가져 가는 병이기 때문에, 정기적으로 검사하면서 어떤 변화가 나타나는지를 확인해야 한다. 다행히 녹내장은 진행이 빠른 병이 아니므로, 특별히 자주 보아야 할 이유가 없다면 보통 1년에 한두 번의 경과관찰로 충분하다. 이렇게 몇 번 검사를 하다 보면 아이가 커서 정상적으로 전신마취 없이 검사를 받게 되는 날이 오고 그때부터는 경과관찰이 훨씬 수월해진다.

　좀 다른 이야기지만, 저자가 일하는 녹내장 클리닉에 적지 않은 수의 선천녹내장 환자가 다닌다. 대부분은 아주 어려서부터 녹내장을 앓았기에 시력이 좋지 않다. 그렇지만 일반인에게는 의아스럽게도 이 환자들의 표정이 밝다. 우리가 보면 시력이 나빠서 생활도 불편하고, TV나 스마트폰 보기도 어렵고, 아름다운 세상을 보지 못해 불행할 것이 분명한데도 이들은 그런 불편을 못 느끼는 것처럼 보인다. 처음에는 남들에게 불행한 것을 표시 내지 않기 위해 억지로 밝은 표정을 하는 것이라고도 생각했었다. 하지만 그들이 불행하다는 생각은 우리들의 선입견과 고정관념 때문이다. 눈이 잘 보이던 사람이 안 보이게 되면 한없이 불편하지만, 태어나서부터 세상이 그렇게 보이는 사람에게는 우리가 보는 개념의 나쁜 시력이 전혀 문제가 되지 않는다. 그들에게 세상은 원래 그렇게 보이는 것이니까.

요즘 들어 장애인을 위한 시설이나 사회적인 배려가 좋아지고 있지만, 아직도 대부분 일반인에게는 장애인에 대한 고정관념이 강하게 남아있다. 선한 의도로 장애인을 도와주는 사람도 많이 있지만, 그들이 원하는 것은 배려해주는 것이 아니라 차별하지 않는 것이라고 한다. 장애로 인해 행동이 불편한 것을 도와주는 것은 당연하지만, 그 이외의 것에서는 우리와 똑같이 생각하고 대해주는 것이 진정한 배려일 것이다.

녹내장 수술에 대한 이해

어떤 환자는 수술을 받는 것을 너무나 무서워해 수술이 필요하다는 말을 '내 눈은 끝났다.'라고 생각하는 경우도 있다. 반면에 어떤 환자는 수술로써 녹내장을 떨쳐버리고 자유롭게 살 수 있다고 생각하고 간절히 수술을 원하는 경우도 있다. 이처럼 수술에 대한 생각이 다를 수 있지만 공통되는 점은 수술 자체는 아주 무서운 경험이고, 사는 동안 가능하면 거치지 않고 지나가길 바란다는 점이다.

이점에서는 의사도 비슷한 생각을 하는데, 어느 의사든지 환자마다 평생 수술 없이 녹내장을 치료하게 되기를 바란다. 그러나 세상 모든 일이 바라는 대로 이루어지지 않는 것과 마찬가지로, 녹내장을 장기간 치료하다 보면 수술이 필요한 시점에 도달하는 경우도 있다. 사실 전체 녹내장 환자 중에서 수술을 받게 되는 경우는 약 25~30% 정도로 많다고 할 수는 없지만, 그렇다고 무시할 수준은 절대 아니다.

아프리카 오지처럼 제반 의료수준이 열악한 나라에서는 녹내장 치료로 수술이 더 효과적이라고 보기도 한다. 환자가 병원을 찾아오기도 힘들고 약을 구하기도 어려워 지속적인 치료를 받기가 어렵기 때문이다. 그러나 기본적인 의료수준이 확보된 나라에선 어떤 녹내장 전문의라도 자기 환자를 덜컥 수술부터 시행하고 싶은 의사는 없을 것이다. 앞서도 말한 것과 같이 녹내장 수술이라는 것이 녹내장을 완치시키거나 해결할 수 있는 것이 아님을 알고 있기 때문이다.

녹내장의 기본 개념은 눈 안의 방수가 눈 밖으로 배출되지 못하여 눈 안의 압력이 올라가 안압이 높아지는 병이다. 물론, 정상안압녹내장은 예외적으로 안압이 높지 않지만, 그것은 다른 사람들의 평균값과 비교하여 높지 않다는 개념이지, 그 안압도 환자 본인의 시신경이 안전하게 살 수 있는 안압보다는 높다고 볼 수 있다. 이는 안압이 높은 녹내장뿐 아니라 정상안압녹내장에서도 안압을 내려주면 진행이 멈추거나 더뎌지는 것으로 확인할 수 있다. 그래서 약으로 충분히 조절되지 않는 안압은 수술로써 내려주려 시도하게 되는데 그것이 녹내장 수술이다.

기본적으로 녹내장 수술이란, 기능을 하지 못하는 원래의 방수배출로를 대신할 새로운 구멍을 뚫어줌으로써 방수가 눈 밖으로 나갈 수 있게 해주는 방법이다. 눈의 안과 밖을 직접 연결하는 구멍을 뚫어 버리면 그 구멍을 통해 방수가 제한 없이 모두 나오고, 거꾸로 균이 눈 안으로 들어가 큰 문제를 일으킨다. 따라서 흰 동자 안쪽의 공막이라는 조직에 구멍을 뚫지만, 그 바깥쪽 흰 동자 표면에 존재하는 결막이라고 하는 얇은 점막조직 아래까지만 방수가 나와 물집(여과포)을 형성하도록 만들어준다. 이를 섬유주절제술이라고 하는데, 이렇게 물집으로 모인 방수는 점막조직과 주변의 혈관을 통해 몸으로 다시 흡수된다.

그러나 몸의 입장에서 보면, 전에 없던 새로운 구멍이 생겨난 것이고 이는 상처가 난 것을 뜻한다. 따라서 상처 회복을 위한 정상적인 인체의 상처치유반응이 가동되어 새로운 세포들이 상처 부위로 자라 들어가 구멍을 막으려 노력한다. 의사들은 뚫어놓은 구멍을 유지하고, 만들어 놓은 물집의 기능을 잘 보존하기 위해 이러한 상처치유반응의 억제를 위해 여러 가지 방법을 동원하지만, 애초에 그것을 완벽히 차단할 수는 없는 노릇이다.

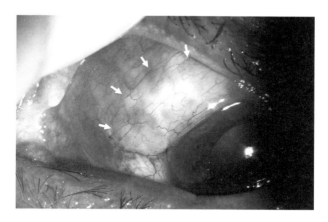

섬유주절제술 수술 직후 형성된 결막의 물집

수술 후 경과가 좋은 환자는 10년, 20년이 지나도 안압을 잘 유지하며 정상생활을 할 수 있다. 하지만 많은 환자에서 상처치유반응으로 인해 구멍이 막히거나 좁아지고, 결막에 만들어 놓은 물집에 흉터가 생겨 물집이 가라앉으면서 안압이 다시 오르기도 한다. 하지만 그렇다고 하더라도 바로 추가수술을 하거나 시신경이 손상되어 실명하는 것은 아니다. 대부분은 어느 정도의 방수유출기능이 남아있기 때문에 녹내장 약물을 사용하여 안압을 안전한 수준으로 내려줄 수 있다. 장기간 그렇게 약물치료를 하다가 다시 안압이 위험한 수준으로 오르게 되면 그때 가서 2차 수술을 고려할 수 있다.

이렇게 기본적으로 녹내장 수술은 수술 후 안압이 다시 오르게 될 소지가 다분한 수술이기 때문에 의사 입장에서 먼저 수술을 권하기는 어렵다. 환자 입장에서도 수술에 대한 공포가 있고 결과에 대해 확신을 할수 없기 때문에 역시 수술을 자원하기 힘들다. 하지만 지금 이 순간에도 수많은 환자가 녹내장 수술을 받고 있으며, 그로 인해 많은 혜택을 받아 병을 이겨내고 있음을 간과해서는 안 된다. 본인의 상태가 약물이나 레이저치료 등으로써 안전한 상태를 유지할 수 없다면 수술이 고려되어야 하고, 대부분의 경우 원하는 결과를 얻을 수 있다.

의사 입장에서도 수술할지, 약물을 계속 사용해야 할지 결정을 내리기 어려워하는 경우도 있는데, 약물치료가 너무 힘들거나 안압 조절이 잘 안 되어 불안감이 심한 경우라면 환자가 수술을 하자고 이야기해주는 것이 의사에게도 용기를 주고 결정에 도움을 줄 수도 있다.

섬유주절제술(纖維柱切除術, trabeculectomy)

녹내장의 수술에 첫 번째로 고려되는 전통적인 수술방법이다. 사실 이와 같은 현대적인 녹내장 수술이 시행된 것은 그리 오래되지 않았다. 1960년대 이전에는 눈의 흰자위 결막 밑에 있는 공막에 전층을 관통하는 구멍을 뚫어주는 방법(전층 공막절제술)을 사용했었다. 그러나 이 수술 후에는 방수가 거의 제한 없이 너무 많이 빠져나와 안압이 지나치게 떨어지기 때문에 부작용이 아주 심했다. 1960년대에 와서 공막 일부를 분리하여 뚜껑을 만들고 그 아래 나머지 공막층에 구멍을 뚫어 주는 방법(섬유주절제술)이 개발되었다. 이렇게 하면 안압이 높으면 뚜껑이 들리며 방수가 배출되고, 안압이 낮아지면 뚜껑이 닫혀 방수배출을 차단함으로써 안압이 너무 올라가거나 떨어지지 않고 안전한 안압을 유지할 수 있다. 이로써 과거 수술 방법의 부작용을 현격하게 줄여주었고, 이후로 현재까지도 가장 효과적이고 안전한 방법으로 널리 이용되고 있다. 근래에는 뚫어놓은 구멍이 막히거나 만들어 놓은 물집에 흉터가 생겨 녹내장이 재발하지 않도록 상처치유반응을 억제하는 약물을 함께 사용하여 수술의 효과가 더 좋아지기는 했지만, 그렇게 하더라도 역시 모든 환자에서 원하는 결과를 얻을 수는 없다.

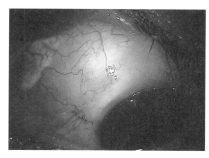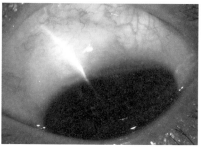

섬유주절제술 후 흰자에 만들어진 물집(여과포)
(오른쪽 그림의 흰 선은 검사를 위한 세극등현미경 불빛)

수술을 받으면 검은 동자 위쪽의 흰자위 결막에 여과포라고 하는 물집이 생기는데, 눈 안에서 배출된 방수가 여기에 고여있는 것이다. 여기에 고인 방수는 주위 혈관으로 흡수되어 배출되는데, 이 물집을 얼마나 잘 만들고 관리하느냐가 수술의 성패를 좌우한다. 이 물집은 평소에는 대부분 눈꺼풀에 가려져 밖에서 안 보이기 때문에 환자의 외모에 큰 변화를 일으키지는 않는다. 수술을 받은 후에는 환자가 이 물집을 잘 관리하는 것이 아주 중요하다. 이 물집을 다치거나 수술부위에 이물질이나 세균 등이 들어가 염증을 일으키면 응급한 치료가 필요하게 될 수 있고, 수술 효과가 급격히 떨어져 안압이 다시 올라갈 수 있다. 따라서 환자는 수술 부위의 눈을 비비거나 손을 대지 않게 조심해야 하고, 안약을 점안할 때마다 비누로 손을 깨끗이 씻고 넣는 등 항상 눈 관리를 청결하게 하는 게 좋다. 아울러 수술한 부위가 기능을 잘하고 있는지 혹은 합병증이 발생하지 않았는지 확인하기 위해 지속적이고 장기적으로 진료를 받아야 한다.

방수유출장치 삽입술
(房水流出裝置插入術, glaucoma implant surgery)

: 아메드 장치, 바벨트 장치, 몰티노 장치 등

전통적인 섬유주절제술을 시행하였으나, 녹내장이 재발하는 경우가 있다. 이런 경우, 먼저 수술한 부위를 피하여 2차로 섬유주절제술을 시행하기도 하고, 다른 방법으로 방수유출장치 삽입술을 고려할 수 있다. 때로는 처음부터 방수유출장치 삽입술을 시행하기도 하는데, 이는 녹내장의 종류, 발생원인이나 환자의 상태에 따라 섬유주절제술로는 수술 경과가 좋지 않을 것으로 예상할 수 있는 경우에 시행한다. 이렇게 섬유주절제술을 시행해서는 좋은 결과를 얻기 어려운 경우를 난치성 녹내장이라고 하는데, 대표적으로 당뇨병이 아주 심해져 신생혈관녹내장이라는 병으로 진행한 경우, 혹은 눈 안에 염증이 생기는 포도막염이라는 병과 녹내장이 동시에 존재하는 경우도 이에 속한다. 그 외에도 이전에 눈을 다치거나 과거에 다른 안과 수술을 받아 결막에 흉터가 많은 경우에는 섬유주절제술을 시행해도 정상적인 물집을 만들어주기 어려워 난치성 녹내장으로 분류한다.

　이런 난치성 녹내장이라고 해서 모두 방수유출장치 삽입술을 시행하는 것은 아니다. 이런 환자에게도 선별적으로 섬유주절제술을 시행해서 좋은 효과를 얻을 수 있다는 결과보고도 많으며, 섬유주절제술과 방수유출장치수술 모두 나름대로 장단점이 있기 때문에 아직도 섬유주절제술을 많이 시행하기도 한다. 하지만 대체로 일반적인 녹내장보다 수술 후 경과가 불량하여 방수유출장치 삽입술을 바로 시행하는 경우가 늘어나고 있다. 방수유출장치 삽입술은 수술이 더 복잡하고 인공적인 장치를 눈에 삽입해야 하기 때문에 비용과 시간이 더 많이 든다.

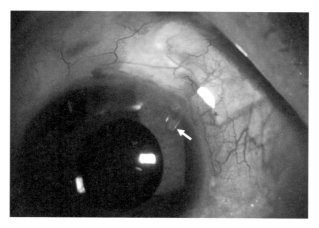

방수유출장치 삽입 후 모습

▶ 방수유출을 위한 유도관 일부가 검은 동자 안에 보이며(화살표),
흰 동자에는 유도관을 덮어준 조직이 결막을 통해 비쳐 보인다.

　우리나라에서는 주로 아메드 장치를 사용하는데, 이 장치는 실리콘으로 된 작은 방수유도관을 눈 안의 전방이나 후방에 삽입하여 방수를 눈

바깥으로 유도해주고, 이렇게 나온 방수가 흡수될 때까지 저장할 물집을 만들기 위한 몸체가 유도관에 연결되어 있다. 이 몸체는 안구의 뒤쪽에 삽입된다. 검은 동자 주변부 부근에서 눈 안으로 삽입되어 뒤쪽의 몸체까지 연결된 유도관을 흰 동자의 공막 위에 고정해주고, 유도관을 보호하기 위해 조직을 이식하여 그 위를 덮어준다. 하지만 장치를 삽입했다고 해서 겉으로 장치가 드러나 보이거나 수술 전보다 눈이 특별히 불편해져 생활에 지장을 초래하는 경우는 많지 않다.

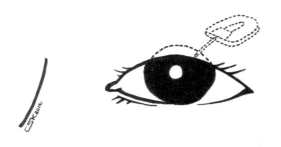

방수유출장치 삽입 후 모식도

그렇더라도 이 수술은 눈 주변에 커다란 이물질을 삽입하기 때문에 그로 인한 부작용이 발생할 수 있다. 우리 몸은 이물질이 들어오면 종류에 관계없이 그 이물질을 둘러싸는 방어막, 즉 캡슐을 형성한다. 이 캡슐이 섬유주절제술에서 만든 물집과 비슷한 기능을 하여 캡슐의 혈관 등을 통하여 방수를 흡수해준다. 이런 캡슐의 성상은 사람마다 다르게 만들어진다. 이것이 부드럽고 수분흡수를 잘하는 조직으로 형성되면 안압조절이 잘되고 문제없이 좋은 경과를 보이지만, 캡슐에 뻣뻣하고 두꺼운 흉터 조직이 형성되면 방수가 잘 흡수되지 않아 다시 안압이 올라가게 되고 녹내장약의 투여가 필요하게 되며, 더 나쁜 경우는 추가 수술이 필요하게 된다.

보통 이 수술 후에는 녹내장약을 한두 개쯤 사용하게 되는 경우가 많다. 흔하지는 않지만, 수술부위의 상처가 잘 아물지 않아 장치가 밖으로 노출되거나, 반대로 심한 흉터 조직이 생겨 눈의 움직임이 불편해지면 복시가 나타나기도 하고, 각막이 부어 시력이 떨어지는 등 여러 가지 합병증이 생길 수도 있다. 섬유주절제술과 마찬가지로 수술 후 정기검진으로써 안압의 변화를 확인해야 하며, 환자는 장치가 들어가 있는 눈꺼풀부위를 비비거나 다치지 않게 항상 조심해야 한다.

미소침습 녹내장 수술(MIGS)

위에 언급한 방수유출장치 외에도 안구에 삽입하는 보다 더 작은 장치들이 계속 개발되어 임상에 도입되고 있다. 앞에 언급한 섬유주절제술과 방수유출장치 삽입술은 안구에 크게 상처를 내야 하고 복잡하고 시간이 오래 걸리는 술기를 요하며, 그에 따라 광범위한 수술범위에 걸쳐 흉터를 형성해 그 부분에 추가적인 수술을 시행하기 어려운 단점이 있다. 이에 반해 최근 개발되어 안과계에 유행처럼 번지고 있는 미세침습 녹내장 수술(Micro-invasive Glaucoma Surgery, MIGS)은 간단한 술기로써 아주 작은 장치를 눈에 삽입하여 안압을 낮추는 술기이다.

이들은 기존 장치와 비교해 비슷한 효과를 보이거나 조금 효과가 약하지만 수술이 간단해 부작용이 적은 등 나름의 장단점을 가지고 있다. 아주 다양한 장치와 기법들이 소개되고 있는데, 아주 작은 절개를 통해 간단한 튜브 형태의 장치를 방수유출로 부근에 삽입해 방수유출을 도와주거나 눈 안의 방수가 눈 밖으로 빠져나갈 수 있도록 새로운 통로를 만들어주기 위한 미세튜브를 삽입하는 방법 등이 있다. 조금 다른 기전으로 초음파를 이용해 방수유출로를 자극하여 방수유출을 증가시키거나 방수생성을 줄이는 방법 등도 소개되어 임상에 도입되고 있다. 그러나 고가의 장치를 사용해야 함에도 안압하강효과 면에서는 기존의 수술에 미치지 못하고, 아직 사용한 경험이 오래되지 않아 더 장기적인 안정성과 효과를 확인해볼 필요가 있다.

섬모체파괴술(모양체파괴술)

마지막으로 이야기할 것으로 섬모체파괴술(纖毛體破壞術, cyclodestruc-tive procedure)이 있다. 엄격히 말하면 이는 눈에 칼을 대지 않기 때문에 수술이라고 분류하지 않는 경우도 있다. 섬모체파괴술은 방수의 배출을 유도하기 위한 다른 모든 수술이 실패했거나 시술이 불가능할 때 주로 시행하는 방법으로, 눈 안으로 생성되는 방수의 양을 줄여 안압을 내리려는 치료이다. 강력한 레이저를 사용해 방수를 생성하는 섬모체(모양체)라는 조직을 부분적으로 파괴함으로써 방수생성을 감소시켜 주는데, 이를 레이저 섬모체응고술(섬모체광응고술)이라고 한다. 안구용 냉동치료기를 사용해 섬모체를 얼려 파괴함으로써 비슷한 효과를 얻을 수 있는데, 이는 통증이 심하고 부작용이 커 요즘은 냉동치료의 사용은 줄어들었다.

섬모체파괴술은 시간이 오래 걸리지 않고 간단하기는 하지만, 안압이 떨어지는 정도가 사람마다 달라 수술 효과를 예측하기 어렵다. 또한, 마취를 하고 시술하지만, 마취가 풀린 뒤 수술 당일은 통증이 심하고, 나중에 안압상승의 재발 위험성이 크며, 시력감퇴를 유발할 가능성도 있다. 원래 방수라는 것이 눈에 필요해서 눈으로 분비되는 것인데, 이를 강제로 줄이는 것이기 때문에 우리가 알게 모르게 눈에 해를 끼칠 가능성이 있을 것이다. 방수가 전혀 생성되지 않으면 눈이 정상적인 기능을 할 수 없으므로 섬모체의 전체를 파괴하는 것이 아니고, 절반 혹은 3/4 정도를 선별적으로 치료한다.

이렇게 섬모체파괴술은 효과를 예측하기 어렵고 합병증의 위험성이 큰 수술이기에 다른 모든 방법이 실패한 경우 마지막으로 시행하는 게 일반적이다. 주로 이미 시력이 크게 손상된 녹내장 환자에서 안압을 내려 통증을 없애주거나 사용하는 약제를 줄이는 방법으로 사용된다. 비록 안압하강 효과가 불규칙하게 나타나기는 하지만, 다른 방법으로 안압을 내리지 못해 높은 안압으로 고생하는 경우, 안압약을 많이 사용해야 해서 힘든 환자, 높은 안압에 의한 통증이 계속되는 환자 등에서 아주 유용하고 효과적인 방법이 될 수 있다.

수술방법은 국소마취를 하고 흰자위에 검은 동자 둘레를 따라 레이저 기구를 사용해 레이저치료를 시행한다. 치료에 몇 분 걸리지 않으며, 눈에 칼을 대지 않아 상처가 생기지 않기 때문에 수술 전후에 크게 조심해야 할 것이 없어 수술 후 관리가 편하지만, 수술 당일은 마취가 깬 후 통증이 제법 심하다. 역시 안압상승이 재발할 수 있고 합병증이 발생할 수 있어 수술 후에 지속적인 관리가 필요하다.

이런 모든 녹내장 수술은 거의 국소마취로 시행하게 된다. 물론 전신마취로 수술할 수도 있고 의사에게는 그게 더 편할 수 있겠지만, 전신마취는 국소마취보다 마취 자체의 위험성도 더 크고, 마취에서 깨는 과정에서 눈을 세게 찡그리거나 심한 기침을 하게 되어 안압이 오르고 수술 부위를 다치거나 출혈이 발생하는 등의 위험이 따르기 때문에 국소마취가 환자에게 유리하다. 국소마취를 하려면 수술 전에 국소마취제를 눈꺼풀과 눈 주위에 주사하게 되는데, 얼굴에 주사를 놓는 것이라 통증이 더 심하고 심리적으로 더 무섭기는 하지만, 기본적으로 엉덩이 주사와 다를 게 없다. 마취주사만 견디면 이후에는 큰 통증은 거의 없다.

눈과 그 주변의 얼굴을 소독하고, 멸균된 천으로 얼굴과 상체를 모두 덮어 가리고 눈만 내놓고 수술한다. 의식이 있는 상태이기 때문에 모든 소리가 들리고 의사의 손이 얼굴에 닿는 감각이 모두 느껴지기 때문에 불편하지만, 눈에는 별 통증이 없다. 가끔은 얼굴 전체에 천을 덮는 것이 답답해 참기 어려워하는 환자가 있기도 한데, 수술 전에 호흡에 필요한 공간을 충분히 확보해놓고 산소공급 튜브를 연결해 놓기 때문에 실제로 공기가 안 통해 호흡이 어려울 일은 없다.

단, 폐소공포증 같은 질환이 있어 그런 상황을 견딜 수 없다면 수술 전에 의사에게 미리 이야기하는 것이 좋다. 실제 통증이나 호흡곤란은 거의 없다고 하지만, 수술받는 환자의 입장에서는 긴장해서 큰 불편을 느낄 수 있다. 환자는 수술 전 소독과 준비시간을 포함하면 수술시간이 길게 생각되겠지만, 대부분 실제 수술시간은 1시간 전후로 소요된다. 물론, 이는 환자의 상태와 수술의 종류, 난이도에 따라 달라질 수 있다.

한편, 요즘은 고혈압과 동맥경화가 워낙 흔해서 웬만한 환자들은 내과에서 아스피린 등 혈액 응고억제제를 장기적으로 사용하는 경우가 흔하다. 이런 약들을 복용하고 있다면 수술 전 최소한 1주일 이상 중단해야 하므로 안과의사뿐 아니라 내과의사에게도 말해 약을 중단해도 문제가 없을지 상의해야 한다.

수술 후 경과관찰 및 치료

환자들도 그렇지만, 의사 중에서도 녹내장 수술을 하는 것이 치료의 끝이라고 생각하는 사람이 있다. 하지만 절대로 그렇지 않다. 녹내장 수술은 그동안의 약물치료에서 벗어나 또 다른 하나의 치료를 시작하는 것이지, 결코 녹내장 치료의 끝이 아니다.

수술을 하면 즉시 안압이 큰 폭으로 떨어진다. 그것은 물론 녹내장으로 고생하던 시신경에는 좋은 일이지만, 딴딴하던 눈알이 갑자기 물렁물렁해짐으로써 약간의 시력저하를 일으킬 수 있다. 이는 대부분 저절로 회복되지만, 사람에 따라 시력이 많이 떨어졌다가 늦게 회복되거나, 드물게는 떨어진 시력이 회복되지 않는 경우도 있다. 또 수술 전에 사용하던 안약을 모두 끊음으로써 눈이 훨씬 편해지고 약제의 부작용에서 탈피할 수는 있지만, 수술 후에도 수개월 동안 항생제와 소염제 안약을 사용해야 한다. 그러나 이런 약들은 녹내장약에 비하면 넣기가 훨씬 편하다.

녹내장 수술은 수술을 잘하는 것도 중요하지만, 그것보다 수술 후 방수가 적당하게 배출되는 상태로 상처가 잘 아물도록 잘 관리해주는 것이 더 중요하다고 할 수 있다. 수술 후 눈 표면의 상처가 아물기 전 일주일이나 2주일 정도는 눈에 균이 들어가지 않도록 청결히 관리하고 물을 대지 않는 게 좋다. 수술부위의 상처가 잘 아물고 있는지, 그리고 안압의 경과와 수술부위의 상태를 확인하기 위해 정기적으로 병원에 가서 확인해야 한다. 이후로도 환자는 수술한 눈이 눌리거나 다치지 않도록 조심하고, 항상 청결하게 관리해주는 게 중요하다.

방수의 배출을 위해 뚫어놓은 구멍이 막히거나 수술로 만들어 놓은 여과포물집이 가라앉는 것을 막기 위해 의사는 가끔 수술부 주위로 마사지를 하거나 환자 스스로 마사지를 하도록 하기도 한다. 마사지 후에는 잠시 시력이 흐려지지만 바로 회복된다. 마사지 후에 한두 시간이 지나도 시력이 회복되지 않으면 원인을 확인하기 위해 다시 진료를 받아야 한다.

섬유주절제술에서는 방수유출을 위한 구멍을 뚫고, 과도한 방수유출을 막기 위해 공막조직의 일부로 뚜껑을 만들어서 그 구멍을 덮고 실로 봉합해 놓는다. 그대로 경과가 좋으면 손을 댈 필요가 없지만, 수술 후 상처가 아무는 것에 맞추어 방수 유출을 촉진하기 위해 뚜껑을 봉합한 실을 끊거나 풀어주는 경우가 있다. 이는 외래에서 주삿바늘이나 레이저로 간단하게 시행할 수 있다.

한편, 수술부위에 흉터가 자라 들어가며 상처가 낫는 경우가 발생하기도 하는데, 이럴 때는 마사지나 실을 끊어주는 등의 간단한 방법으로는 방수유출기능을 유지하지 못한다. 이런 경우 조직이 자라 들어가는 것을 방해하는 주사를 눈에 놓아야 하는 수도 있다. 보통 외래에서 간단히 점안마취 안약을 넣고 수술부위 주위에 미량의 주사를 놓는다. 이때 주사를 놓고 방수유출을 촉진하기 위한 조작을 병행하기 때문에 시술 후 일시적으로 시력이 떨어질 수 있다. 이 경우도 역시 떨어진 시력이 몇 시간 만에 저절로 회복되지 않는다면 다시 진료를 받아야 한다.

일일이 다 기술할 수는 없지만 이렇게 수술 후에도 해야 할 일들이 많으며, 녹내장이 기본적으로 재발을 잘하는 병이기 때문에 녹내장 수술은 병을 완치하여 병에서 자유로워지게 해주는 마법 같은 것이 아니다. 단지, 다른 쉬운 방법으로 치료가 안 될 때 병의 치료를 도와주는 하나의 도구일 뿐이다. 그러나 대부분 효과가 좋다. 수술 후에 필요한 조치를 모두 취했음에도 수술로 뚫어놓은 구멍이 막히거나 만들어 놓은 여과포 물집에 굳은살이 끼며 가라앉아 안압이 다시 오르게 되는 경우가 있는데, 이때는 상황에 맞추어 안압 하강제를 다시 시작하여 안압을 조절해야 한다. 그렇게 안압약을 시작하여 최대한 약물치료에도 안압을 안전한 범위로 조절하기 어려운 경우 추가수술을 시행해야 한다.

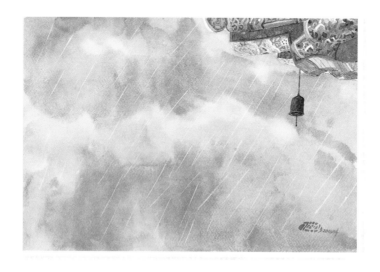

인공시력, 실명예방 연구의 최신 현황

오래전에 미국 안과학회에서 저명한 녹내장 대가가 이렇게 말하는 걸 들은 적이 있다. '세상에 수없이 많은, 정말 똑똑한 연구자들이 이렇게 오랫동안 녹내장 연구에 매달려있는데도 아직 원인도 모르고 완치법도 모른다는 것이 신기하지 않는가?'

물론 오늘날 의학계는 과거에 고생했던 감염병 등에 대한 이해는 상당히 완성되었고 치료도 잘 되어 있는 편이지만, 지금까지 치료가 안 되고 남아있는 병들에 대한 이해는 아직도 장님 문고리 잡는 것과 크게 다를 게 없다. 최근 수행되는 연구들은 세세한 분야로 너무 많이 나누어져 깊이 파고들고 있기 때문에, 나무 하나, 이파리 세세한 것에 매달리느라 전체 숲의 그림을 보지 못하고 있는 것이 아닌가 싶은 생각이 든다. 물론, 이런 연구들로 인해 많은 부분이 하나씩 밝혀지고, 날로 발전하고 있는 것은 사실이다. 하지만 때로는 우리가 영원히 인간이 이룰 수 없는 것에 대해 이해하고 정복하려고 부질없이 애만 쓰고 있는 것 아닌가 하는 자괴감이 들기도 한다.

녹내장 수술을 주로 하며 사는 안과 전문의로서 살면서 때때로 가슴이 먹먹하게 답답해질 때가 있다. 모든 녹내장 수술은 안압을 내려주어 시신경을 보호해주려 하는 수술이다. 사실 아직까지 안압을 내려주는 것 이외에는 객관적으로 효과가 입증된 것이 거의 없다. 안압을 내려주는 방법도 눈 안의 방수라는 액체가 원래의 제 길로 빠져나가지 못해 안압이 올라가는 것이니, 새로운 구멍을 만들어 방수가 눈 밖으로 빠져나오도록 해주는 수술이 대부분이다. 하지만 몸에서 보면 없던 상처가 새로 생긴 것이기에 이를 스스로 치료하려고 조직이 자라 들어가고 결국 흉터를 남기며 구멍을 막게 된다. 이것은 인체의 신비이고 자연의 섭리이다. 그런데 우리는 뚫어놓은 구멍이 막히면 안 되겠기에, 이런 자연스러운 상처치료 과정을 막으려고 부단히 노력하고 있다. 이게 애초에 말이 안 되는 일인지도 모른다.

그래도 어찌 되었든 이런 노력으로써 상당히 높은 비율의 환자에서 오랫동안 안압을 잘 내려주고 시력을 보호해주고 있다. 그게 가능하기에 녹내장 수술을 부단히 하고 있지만, 이런 수술을 시행하는 의사 자신들도 수술이 효과를 나타내는 자세한 기전을 속속들이 알지 못하며, 특히 어떤 환자가 경과가 좋을지, 어떤 환자에서 수술 후 상처치유기전이 활발해져 흉터가 생기고, 구멍이 막히고 안압이 올라갈지 예측하기 어렵다. 다른 연구자가 보고한 지금까지의 경험을 배우고, 자기 스스로의 경험으로써 이를 예측하고 본인의 환자에게 최선으로 생각되는 방법을 신중히 선택할 뿐이다.

물론, 이런 수술은 상당히 효과가 좋아 현재 시점에서 시행할 가치가 충분히 인정되고 있다. 그러니 환자나 의사나 모두 원치 않는 수술이지만, 필요한 경우에는 피하지 말고 도전해야 한다. 동시에 연구자들은 수술의 효능과 안전성을 증가시키기 위한 노력을 계속해야 할 것이고 실제로 그렇게 하고 있다. 앞으로 우리의 지식과 경험이 늘어남에 따라 서서히 더 좋은 수술방법으로 발전할 것이고, 수십 년 혹은 그 이상 지나면 지금 우리가 하는 일들이 한심한 원시적 방법이었다고 후세들이 이야기하게 될 날이 틀림없이 올 것이다. 그러나 어쩌겠는가? 현시점에서 최선의 방법으로 노력하는 것이 우리의 소명일 수밖에 없다.

　첫번째로 소개할 것이 인공시력에 대한 연구로 인공 망막 연구가 여러 방법으로 진행되고 있다. 그중 하나로, 컴퓨터 칩과 유사한 작은 물체를 눈 안쪽 맨 뒤의 망막이라는 조직에 삽입하는 연구가 있다. 눈 안에 삽입된 이 장치는 감지한 빛을 전기신호로 바꾸어 주고, 이것이 환자의 눈에 남아있는 신경조직을 통해 뇌로 전달하는 방식이다. 녹내장보다는 망막 질환에 유용한 방법으로, 수년 전에 초기모델이 개발되어 인체에 삽입되었는데, 현재까지 특별한 부작용 없고, 거의 완전히 실명한 환자 몇 명에서 시력을 호전시켜 약 2년 이상 잘 유지되고 있다고 한다.

　아주 획기적인 일이지만, 사실 성공적인 경우라도 실제 환자가 볼 수 있는 시력이란 우리가 기대하는 것에는 크게 못 미친다. 지금으로서는 16개의 전극이 달린 장치가 16픽셀 정도의 해상도를 제공할 뿐이다. 이는 눈앞에 가로, 세로 4개씩 도합 16개의 검은색 또는 흰색의 칸을 가진 서양장기판 모양을 보여주는 정도라고 할 수 있다. 하지만 이 환자들은 수술 전 빛을 아예 못 보거나 불빛이 있는지 없는지만 구별할 수 있을 정도로 실명한 환자들이었는데, 수술 후 책상 위에 놓여있는 접시나 컵을 구별할 수 있게 되었다고 한다. 단, 해상도가 낮은 시력으로 그것을 구별하려면 약 15분 정도 눈을 움직여 관찰해야 했다고 한다. 현재는 약 60픽셀 정도의 2세대 장치가 개발되어 연구가 진행 중인데, 초기 결과로는 물체 인식에 걸리는 시간을 대폭 줄여 몇 초 안에 인식할 수 있다고 한다.

대단한 발전이고 앞으로도 틀림없이 더 발전한 결과를 보게 될 것이다.

하지만 사회가 전반적으로 성숙하면서 연구윤리 제약이 점차 심해지고 있어, 이런 연구를 진행하거나 새로운 연구를 시작하는 데에도 넘어야 할 산이 만만치 않다. 연구자가 충분히 검토하고, 환자 스스로 실험에 동의한다 하더라도 연구윤리심사위원회를 통과하지 못해 연구를 하지 못하는 경우도 많다. 사람은 물론이고 동물실험을 위한 조건도 갈수록 엄격해져 이젠 웬만한 시설과 자금이 없이는 연구를 시작하기조차 힘들다. 이는 실험으로 인한 동물과 사람의 피해를 막기 위함인데, 사실 연구라는 것이 계획과 달리 엉뚱한 결과를 얻는 경우가 아주 흔하고, 도중에 어떤 문제점이 발생할지 상상하기도 힘들다.

일례로, 몇 년 전 안경이나 모자에 장착한 디지털카메라에서 얻은 정보를 전선을 통해 뇌로 연결해주는 장치를 개발해 실명을 치료했다고 보고해 세계적으로 찬사를 받았던 연구가 있었다. 그러나 이 장치는 나중에 뇌에 부작용을 초래함이 밝혀져 연구가 중지되었다고 한다. 원래부터 TV나 인터넷 등 대중 매체는 항상 자극적인 기사로 관심을 끄는 것을 최우선으로 한다. 획기적인 발명으로 마치 금방이라도 난치병을 정복할 수 있을 것처럼 법석을 떨지만, 이후 실망스러운 결과에 대해서는 언급하지 않는다. 대부분의 연구는 이렇게 사그라지고 만다. 이것이 획기적인 연구결과를 수도 없이 듣고 있지만, 난치병들이 근절되고 있지 않은 이유이다.

한 가닥의 빛이 아쉬운 환자 입장에서는 이런 연구소식을 들을 때마다 머지않아 본인도 혜택을 받을 것이라는 희망을 품기 마련이다. 그러나 가능성이 있는 연구가 나타나더라도, 이것이 모든 기초, 임상시험 단계를 거치며 현실로 도입되기까지는 바늘구멍보다 좁은 난관을 수도 없이 통과해야 한다. 대부분의 연구는 중도에 탈락한다. 물론 환자가 치료에 대한 희망을 유지하는 것은 아주 중요하고 필요한 일이다. 하지만 보도에서 들은 연구를 본인에게 빨리 적용하고 싶어 조급해하기보다는, 현재의 치료에 최선을 다해 집중하는 자세가 필요하다.

우리에게 잘 알려진 줄기세포 연구 역시 아직 갈 길이 멀다. 여성에서 채취한 난자를 이용한 줄기세포 연구 외에도, 적혈구를 만드는 골수, 피부와 눈 등 우리 몸 곳곳에 존재하는 줄기세포를 이용한 다양한 줄기세포 연구가 진행 중이다. 이들 줄기세포를 눈에 주사해서 망막질환이나 녹내장 등으로 망가진 신경세포를 되살리려는 노력도 꾸준히 진행 중이다. 현재, 줄기세포를 눈 안에 주사하여 이들이 망막세포나 시신경세포와 유사한 형태로 발달하는 정도까지는 진척이 있다. 그러나 이들이 망막에서 뇌까지에 이르는 아주 복잡하고 섬세한 경로를 정확히 따라 자라 들어가 정상적인 기능을 하게 될지에 대해서는 가야 할 길이 한참이나 멀다. 일부 동물 실험에서 어느 정도 시력 향상이 확인되었다고 보고하기도 했지만 아직은 동물실험조차 시작단계라고 볼 수 있다.

근래에 녹내장 환자나 녹내장 전문의들에게 '신경보호제'라는 새로운 개념의 약제가 소개되었는데, 이는 녹내장 치료에서 안압을 낮추는 것 이외의 다른 방법으로 녹내장을 치료해줄 가능성이 있는 새로운 방법으로 연구가 활발히 진행 중이다. 하지만 아직 효능이 객관적으로 입증되었다고 할 만한 약제는 없는 형편이고, 일부에서 병의 진행을 늦춘 경우가 있다는 정도의 보고가 있다. 일부 안압강하제, 은행잎 추출물, 각종 비타민과 영양제 계통의 약들이 이런 효능이 있다고 보고되고 있는

데, 물론 효과가 없다는 보고도 나온다. 현재로선 가능한 모든 수단을 동원했음에도 상태가 좋지 않은 어려운 환자에서 환자나 의사 모두 답답한 마음에 사용하고는 있지만, 확실하게 효과를 얻는다고 하기는 어렵다.

한편으로, 유전자 관련 연구도 많이 수행되고 있는데, 역시 전체적인 맥락에서는 장님 문고리 잡기 수준을 벗어나지 못하고 있는 것 아닌가 싶다. 여러 종류의 녹내장이나 망막질환 중 아주 일부에서 유전자변형이 밝혀져 있을 뿐, 아직 녹내장이 유전 질환이라고 말할 수 없다. 하지만 환자의 혈액에서 녹내장을 유발하는 유전자를 찾기 위한 연구도 활발하여 녹내장을 유발하는 몇몇 유전자를 발견하였다. 물론 전체 녹내장으로 보면 아주 일부에 해당하는 드문 경우라고 할 수 있다. 이렇게 발견된 녹내장 유전자를 변형시켜 인체에 주입함으로써 녹내장을 치료하기 위한 연구 역시 활발히 진행되고 있다. 일부 망막질환에서는 유전자 치료를 함으로써 병을 호전시키거나 예방하는 효과가 있다는 동물실험 결과를 발표해 향후 발전 가능성이 있음을 암시하였다. 하지만 역시 현재 단계에서 인체에 적용할 수 있는 유전자치료라는 것은 아직 없다.

이렇게 많은 연구가 활발히 진행되고 있는 것은 사실이지만, 이런 연구들을 현재 녹내장을 앓고 있는 실제 환자에게 적용할 수 있게 되려면 아주 많은 시일이 필요하다. 개인적인 생각으로는 10~20년 이내에 이런 치료가 실제 임상에 쓰일 것이라고 생각하지 않는다. 그러므로 지금 당장 치료에 집중하여 살아있는 신경세포들이 망가지지 않도록 현재 가진 최선의 방법으로 치료해야 한다. 앞으로 훌륭한 새 치료법이 나온다고 하더라도, 조금이라도 신경세포들이 더 남아있는 환자가 더 좋은 반응을 보일 수 있을 것은 자명하다. 아직 무형인 상태의 새로운 치료에 기대는 마음에 나태해져서 현재의 치료를 게을리해서는 절대로 안 될 일이다.

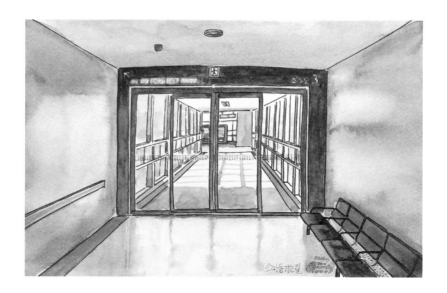

녹내장 환자로 살아가기

음식과 녹내장

녹내장과 같은 만성질환에 걸린 사람들뿐 아니라 대체로 우리나라 사람들은 무슨 음식이 몸에 좋고 어떤 음식이 해로운지에 관심이 참 많다. 하지만 녹내장에 좋은 음식, 좋은 행동습관은 무엇인가라는 질문에 대한 대답은 의외로 간단하다. '상식적으로 몸에 좋은 음식과 몸에 좋은 습관이 녹내장에도 좋다'는 것이다.

상식적인 수준에서 이야기하자면, 녹내장이 혈액순환 장애에 의해서도 발생할 수 있는 병이기에 혈액순환에 도움이 되는 음식이 좋다고 할 수는 있다. 마찬가지로, 혈액순환을 나쁘게 하고 동맥경화를 유발하는 기름진 음식 등은 나쁘다고 할 수도 있다. 어떤 특정한 성분이 좋다는 이야기를 듣고 마그네슘, 아연, 오메가3 등등 좋다는 것만 주로 먹고 다른 음식을 피하는 편향된 식단은 오히려 전체적인 전신건강에 안 좋은 영향을 미칠 수 있다. 어떤 성분이 특정 질환에 좋다라고 하는 연구는 제한된 상황에서 특정한 성분만을 선별적으로 비교해 보는 것이기에, 그 연구상황에서 고려하지 못한 변수가 있을 수 있다. 따라서 여러 가지가 복잡하게 얽혀서 돌아가는 현실과는 동떨어진 결과를 나을 수 있기에 그런 연구결과에 지나치게 집착하는 것은 옳지 못하다. 채소, 곡류, 고기류 등을 골고루 먹어 영양공급을 폭넓게 충분히 해주고, 혈액순환에 좋도록 걷기나 산책 등 운동을 열심히 하고, 걱정에 찌들어있지 말고 밝은 마음가짐으로 활기찬 생활하는 것이 어떤 병이든 더 쉽게 이겨내는 방법일 것이다.

녹내장에 특효인 음식이나 처방이 있을 리가 없지 않은가? 그런 게 있다면 벌써 모든 녹내장 환자에게 알려줬을 터이고, 녹내장이 이렇게 심각한 병으로 남아있을 리가 없다. 육체적으로는 규칙적인 생활, 충분한 수면과 적당한 운동, 균형 잡힌 식사를 하고, 정신적으로는 가능하면 긍정적, 낙천적으로 사는 것이 일반적으로 몸에 좋다는 것은 따로 이야기할 필요도 없다.

걱정, 신세 한탄, 남의 탓을 하느라 아까운 정력을 낭비하거나, 일에 쫓겨 스트레스를 받으며 운동도 못 하고 잠도 잘 못 자며 우울하게 사는 사람은 혈액순환이 나빠져 병이 쉽게 좋아질 리 없다. 어떤 병이라도 병을 고치고자 하는 의지가 중요하다. 하지만 그 의지가 지나쳐 집착으로 되지 않도록 주의하여 상식적인 수준에서 건전한 생활을 유지할 수 있어야 한다. 내가 보기엔 긍정적이며 낙천적인 사람이 더 병을 잘 견디고 치료가 잘된다. 스트레스가 만병의 근원이듯, 병에 대해 너무 많이 걱정하고 조그마한 변화에 지나치게 예민하게 반응하는 사람들은 대체로 경과가 좋지 않은 것처럼 보인다. 개인적인 생각이지만, 그렇게 조바심을 달고 사는 사람들이 저항력도 약하고 이런저런 병에 더 잘 걸리는 것 같다.

저자도 녹내장에 걸렸지만, 스스로도 항상 걱정에 찌들어 사는 편이기에 그런 성격을 고치기 힘들다는 것은 잘 알고 있다. 하지만 앞일을 걱정하기보다는 최대한 긍정적으로 편하게 생각하려고 노력하고 있다. 물론, 치료에 방해가 되는 수면 부족, 운동 부족, 과음이나 과로, 목을 과도하게 조이는 옷차림 등 혈액순환을 방해하고 안압을 올릴 수 있는 취미 생활 등 잘못된 생활습관이 있다면, 그것을 찾아 고치는 것은 도움이 될 것이다. 그러나 그런 게 없다면 가급적 앞일을 밝게 생각하고 정확하게 치료를 받되, 지나친 집착을 피하면서 마음 편하게 지내도록 노력하길 권한다. 사실 이렇게 심각한 병에 걸린 사람들에게 어려운 주문일 수 있지만, 내가 왜 이런 병에 걸렸을까, 누구 때문에 녹내장이 생겼을까, 나는 왜 이렇게 치료가 잘 안 될까…? 이런 한탄과 걱정들은 전혀 합리적 인과관계를 찾을 수 없고 치료에도 도움이 되지 않는다. 녹내장이 단기간에 실명을 일으키는 병도 아니고, 치료방법이 없는 것도 아니며, 의사를 만나기가 그렇게 힘든 것도 아니지 않은가? 치료하지 않았을 때의 위험을 생각하면 치료받아 얻는 이득이 매우 크기 때문에 번거로운 치료를 평생 받아야 하지만 절망할 병은 절대 아니다.

녹내장 환자들에게 이런 말을 꺼내기가 어렵기는 하지만, 저자는 안과 의사로 살면서 녹내장이나 다른 여러 가지 병으로 실명하거나 거의 실명한 수준에 이른 환자를 많이 접하며 사는데, 놀라울 정도로 그들이 밝게 생각하고 즐겁게 생활하는 모습을 병원 안팎에서 자주 본다. 우리 생각으로는 실명하면 하늘이 무너질 것 같고, 살고 싶지도 않을 것 같지만, 오히려 정상적인 시력을 가지고 있는 사람보다 더 긍정적으로 산다는 생각이 든다. 물론 남들에게 안쓰러워 보이지 않으려고 짐짓 태연하게 보이려 하는 것일 수도 있지만, 모두가 그런 것은 아닐 것이다. 일이 닥친 후이기에 마음을 내려놓음으로써 얻어지는 평안일 수도 있고, 우리가 그런 사람들을 측은하게 생각해서 오는 편견일 수도 있을 것이다. 하지만 분명한 건 실명을 했다고 세상이 끝나는 것이 아니고, 그 사람에게서 기쁨이나 행복을 송두리째 앗아가는 것도 아니라는 점이다.

이 이야기는 녹내장으로 실명하는 걸 무서워하지 말라는 이야기가 아니다. 녹내장으로 실명하는 경우가 많지 않은데 비해 많은 환자가 극단적인 경우를 가정하여 지레 겁먹고 절망에 빠지곤 하는데, 그럴 필요가 없다는 의미로 받아들여 주면 좋겠다.

음주, 흡연과 녹내장

나이 많은 환자를 모시고 온 보호자들이 가끔 술과 담배를 끊으라고 강력히 말해주길 원할 때가 있다. 어느 병이던 상식적으로 술과 담배가 좋을 리 없다. 그리고 이들이 녹내장에 나쁜 영향을 미친다는 보고가 아주 많으므로 객관적인 증거를 보더라도 술과 담배는 녹내장에 해롭다. 특히, 포도막염 환자가 술을 마시면 포도막염과 녹내장이 즉시 악화된다. 술과 담배는 녹내장의 발생확률을 높이고, 진행속도를 빠르게 하며, 치료 효과를 떨어뜨린다는 연구결과가 아주 많다. 그래서 환자들에게 술과 담배가 나쁘다고 얘기한다. 그러나 비록 소수이지만 그렇지 않다는 보고도 있다.

현실적으로 우리나라 대학병원에서의 짧은 진료시간에 환자의 사회적, 정신적 상황을 잘 파악하기는 힘든 형편이다. 나는 가능한 대로 보호자 보다는 환자의 처지에서 생각하려고 노력한다. 실제로 남은 삶이 길지 않고, 특별히 다른 건전한 취미생활이나 즐길 여건이 안되어 오로지

술과 담배에서 낙을 얻는 환자들이 적지 않다. 이런 환자에게 금주 금연을 강제한다면 그분들은 어디에서 삶의 낙을 찾을 수 있을까 싶은 생각이 드는 경우가 있다. 물론, 환자에게 충분한 의지가 있고, 다른 건전한 즐길 거리를 찾을 수 있다면 당연히 그렇게 해야 한다. 하지만 그렇지 못한 경우도 있다. 대학병원에서 의사를 하려면 반쯤은 점쟁이가 되어야 하는데, 환자의 성격이나 전체적인 건강상태, 남은 수명 등을 순식간에 파악할 수 있어야 한다. 쉽지는 않은 일이다.

한번은 병원에 가지 않겠다는 90쯤 되신 노인 환자를 자식들이 억지로 모시고 와서 술 담배 끊으시게 야단쳐달라는 경우도 있었다. "술과 담배가 병에 해롭습니다."라고 얘기하며 환자의 안색을 살피는데, 마지못해 대답하는 표정이 너무도 안쓰럽다. "그럼 나는 이제 남은 생을 무슨 낙으로 살라는 말이야?" 하고 되물으시는 것 같다. 어떤 환자는 이미 달관한 표정으로 그러마 하고 대답은 하지만, 그러지 않겠다고 얼굴에 쓰여있다. 아주 일부에 해당하는 이야기이겠지만, 금연과 금주가 오히려 스트레스를 더 불러올 수도 있는 일이다. 자식이나 의사의 입장에서만 고집하지 말고, 진정 환자의 삶의 질을 높이는 방법이 무엇인지 생각해봤으면 좋겠다. 물론, 가능하다면 끊는 게 몸에 더 좋다.

많은 사람들이 일에 대한 스트레스로 힘들어하고 이를 건전하게 풀어낼 방법을 몰라 술과 담배를 끊지 못하고 산다. 내 가슴이 답답할 때 아무 조건 없이 내 마음을 달래주는 유일한 낙인 술과 담배를 어떻게 매몰차게 끊을 수 있느냐고 한다. 그러나 아무런 조건이 없는 건 아니다. 담배를 못 끊겠다면, 그로 인해 내 신체와 주위 사람에게 가해지는 위해를 받아들여야 한다. 한가지 경험담을 이야기하자면, 저자 스스로도 일에 대한 스트레스로 담배를 끊을 수 없다고 믿었고 그렇게 이야기해왔다. 하지만 연수차 호주에 나가서 거의 스트레스받을 일 없이 1년을 살아봤지만, 담배를 끊는 게 정말로 힘들었다. 일에 대한 스트레스가 없더라도 오히려 시간이 많이 남으니 담배 끊기가 더 힘든 것 같은 생각이 든다. 내가 내린 결론은 스트레스 때문에 담배를 못 끊는다는 건 자신을 속이기 위한 거짓말이란 것이다. 담배는 알코올이나 마약과 마찬가지로 그냥 중독이다.

자기 몸에 이롭고 해로움을 떠나서도 흡연하는 사람은 그 행위가 남에게 피해를 주지 않는 한도 내에서 이루어져야 한다는 사실을 명심했으면 좋겠다. 물론, 금연론자들은 그것이 불가능하다고 하겠지만. 이건 음주도 마찬가지인데, 남들에게 불쾌감을 주거나 피해를 주지 않는 선에서 조절해야 한다. 특히, 취했다는 핑계로 잘못을 덮으려 하거나 용인해주려는 풍조는 제발 없어졌으면 좋겠다. 가해자가 취했다고 해서 상대에게 피해가 덜 가는 것이 아니지 않은가? 취해서 한 말도 상대방 가슴에 상처를 주고, 술 취한 사람의 칼에 찔려도 죽는다. 음주건 흡연이건 하더라도 남들에게 최대한 피해가 가지 않게 행해야 한다는 건 모여 사는 사회의 구성원으로서 기본적인 의무다.

반복하지만, 명심해야 할 점은 녹내장 환자가 음주와 흡연을 원한다면 그것이 녹내장의 진행과 치료에 나쁜 영향을 준다는 사실은 받아들여야 한다. 그것을 자신이 그토록 원하는 음주, 흡연과 바꾸는 것이다. 따라서 술 마시고 담배를 마음껏 피우면서 치료가 잘 안 된다고 투정할 생각은 말아야 한다. 반대로, 금주와 금연, 올바른 식생활과 적당한 운동 등 최대한 몸 관리를 잘한다면, 비록 바로 눈에 띄는 것은 없을지라도 병이 진행할 위험 현격히 줄어들고, 치료가 잘될 가능성이 높아진다고 확실하게 이야기할 수 있다.

운동, 자세와 녹내장

적당한 운동은 모든 병에 좋다. 물론 관절질환, 심장이나 폐 질환으로 운동 자체가 힘들어 다른 관리가 필요한 경우도 있겠지만, 우리 몸에는 적당한 운동이 필수다.

이참에 생각나는 것이, 요즘 젊은 남자들은 몸을 만드는 데 집착이 지나친 경향이 있다. 물론, 적당한 정도의 수준을 지킨다면 이는 자기의 외모를 향상해 자존감을 높이고, 운동을 많이 하게 되어 몸에도 좋아 훌륭한 취미생활이 될 것이다. 하지만 개인적으로 느끼기에 요즘 젊은 층은 외모에 너무 많은 비중을 두는 것 같다. 근육을 만들기 위해 단백질 위주의 편향된 식단을 짜고, 시간만 나면 종일 운동을 해야 한다는 강박관념이 꽉 들어찬 것처럼 보이곤 한다. 운동 자체가 나쁜 것이라는 얘기가 아니라, 모든 다른 일은 거의 안중에 없고 마치 몸을 만들기 위해 사는 사람처럼 보이는 경우가 많다. 무엇을 위해 그렇게 사는 것인가?

같은 값이면 보기 좋은 사람이 호감을 사는 것은 당연하다. 하지만 겉보기만 좋고 내실이 없는 사람이라면 사양이다. 이는 남녀 모두 마찬가지로 해당하는 얘기다. 여자들은 다이어트와 성형에 지나치게 관심이 많다. 그 노력과 정성을 자기 실력을 쌓는 데 쓰면 얼마나 좋을까? 몇 번을 돌이켜 생각해보아도 외모보다는 내실이 더 중요하다. 당신이라면 함께 일하고 같이 지낼 사람이 보기는 좋지만 실력 없는 사람이 좋겠는가,

아니면 보기는 조금 초라해도 뛰어난 실력을 가진 사람이 좋겠는가? 당신이 신입사원을 뽑는 입장이거나 친구를 사귈 때, 혹은 평생을 동반할 배우자를 고르는 상황이라고 해도 답은 마찬가지일 것이다. 겉은 멋지지만 이야기 해볼수록 머리에 들은 게 없는 사람과 함께하고 싶은가? 외모라는 건 남들에게 혐오감을 주지 않을 정도면 충분하다. 만일 자신의 외모가 정말 불만이라면 그것을 향상하기 위해 노력하는 것은 당연히 좋은 일이다. 하지만 거기에 투자하는 시간과 노력이 자신의 실력향상에 들어가는 것보다 커서는 곤란하다. 주객이 전도되어서는 안 되는 것이다. 같은 외모로도 남에게 주는 인상은 크게 차이가 날 수 있다. 온화한 표정, 상대방을 배려하고 그의 이야기에 귀를 기울여줄 준비가 되어있다는 표정과 행동만으로도 상대방에게 좋은 인상을 줄 수 있다. 나머지 시간에 자신의 실력과 인성 향상에 투자하는 게 짧게 보아도, 장기적 안목에서도 바람직하다.

세상 모든 일은 자기가 주관적으로 느끼는 것이다. 그리고 남들은 나에 대해서 그렇게 세세한 것까지 관심을 가지지 않는다는 것을 알아야 한다. 내가 콤플렉스를 가지고 있는 부분이라도 일부러 이야기해주기 전에는 남들은 거의 알아차리지 못한다. 그러니 나를 진정으로 향상하기 위해서는 마음속의 상대적 열세와 박탈감, 콤플렉스를 이겨낼 수 있는 내공을 쌓아야 한다. 결국, 사람은 눈을 즐겁게 해주는 상대보다는 마음을 기쁘게 해주는 상대에게로 돌아가게 되어있다.

외모에 관한 내 생각은 영어에 관한 것에도 비슷하게 적용할 수 있다. 요즘 젊은이들은 영어공부에 너무 많은 투자를 하는 것처럼 보인다. 영어는 단지 다른 나라의 언어일 뿐이지 무슨 고차원적인 학문이 아니다.

물론, 품격 높은 영어를 유창한 발음으로 구사하는 사람은 멋지다. 하지만 정작 대화에 들어가 보니 내실이 없다면? 업무상 토론을 하는데, 멋진 발음으로 엉뚱한 헛다리만 짚고 있다면? 듣는 사람이 속으로 코웃음을 칠 것이다. 나는 영어는 옷과 같다고 이야기한다. 옷은 멋지게 입었는데 품행이 격에 맞지 않고 인격이 형편없다면, 평범한 옷을 입은 사람보다 더욱 손가락질을 받게 될 것이다.

물론, 국제화 시대에 걸맞은 기본적인 영어는 당연히 필수다. 특히 잘 알아듣는 것이 중요하다. 연수차 호주에 나가 생활하면서 외국인이라고 차별받는 느낌을 받은 적은 없다. 비슷한 걸 느낀 건 내가 영어를 잘 못 알아들어 헤맬 때였다. 하지만 조금 더듬거리며 어눌한 발음으로 이야기하더라도 대화에 맞는 중요한 포인트를 집어내는 실력이 있다면 상대가 나를 업신여기는 일은 없을 것이다. 이야기하는 상대가 어느 정도 수준이 있는 사람이라면 외국인과 대화하고 있다는 걸 고려하고 들어주기 마련이다.

운동에 관한 이야기로 돌아가서, 기본적으로 적당한 운동은 몸에 좋고 녹내장에도 좋다. 어떤 운동이 좋은가? 누구든 자기 상황에 맞는 운동이 좋은 운동이다. 건강하다면 구기운동, 달리기나 조깅, 헬스, 등산 등 다 좋을 것이고, 무릎 등 관절이 안 좋다면 자전거 타기, 수영이나 물속에서 하는 운동과 같이 관절에 체중을 싣지 않아 부담을 적게 주고 하는 운동이 좋다. 녹내장으로 시야가 좁아져서 등산이나 먼 거리 산책 등 낯선 지형에서 넘어지거나 다칠 위험이 크다면 집 주변 등 익숙한 곳의 산책이 좋을 것이다. 수영하러 다니기 어렵거나 바깥 산책도 어려운 상황이라면 집안에서 할 수 있는 운동을 찾아서 자꾸 조금씩이라도 몸을 계속 움직여주는 것이 전신 혈액순환에 좋고 녹내장에도 좋다. 활기 없이 가만히 누워있는 게 가장 안 좋다.

최근 누운 자세에서는 안압이 상승한다는 논문들이 많이 발표되고 있다. 하지만 내 개인적인 의견으로는 그렇다고 해서 억지로 누워있는 시간을 줄이려고 노력할 필요는 없다고 본다. 만일 누운 자세에서 상승하는 안압이 녹내장을 유발하는 결정적인 요인이라고 한다면 잠을 많이 자는 사람이나 누워서 생활해야 하는 환자는 거의 녹내장에 걸려야 하는데, 그런 보고는 찾아보기 어렵다. 사실 누운 자세를 취하게 되면 안압이 상승하는 것은 맞다. 그 기전을 쉽게 얘기하자면, 혈액공급의 정도는 인체의 장기와 심장과의 높이 차이에 의해 결정된다. 누운 자세에서는 눈과 심장의 높이가 비슷해지므로 서 있을 때보다 눈에서 심장으로 빠져나가는 혈액 흐름이 더뎌진다. 따라서 눈 밖으로 배출된 방수가 들어가야 할 안구주위 정맥의 압력이 높아져 방수배출이 어려운 환경이 생기기 때문에 안압이 상승한다. 하지만 반대로, 누운 자세에서는 눈과 심장의 높이가 비슷해져 서 있을 때보다 심장에서 안구로 혈액이 더 원활하게 공급되기 때문에 안구보호 효과가 상승하여 안압이 높아져 신경에 부담을 주는 효과를 상쇄해줄 수 있다고 설명하기도 한다.

또한 옆으로 누우면 아래쪽에 놓이는 눈의 안압이 반대편보다 약간 더 높아진다고 한다. 마찬가지로, 심장과의 상대적인 높이 차이로 설명할 수 있다. 하지만 역시 아래쪽 눈으로 가는 혈액량이 상대적으로 더 많아지기 때문에 눈을 보호하는 효과 역시 상대적으로 더 커질 수 있다. 따라서 옆으로 누울 때 아래쪽 눈의 안압이 올라간다 하더라도 그로 인한 위험을 상쇄해주는 효과가 있을 것이라는 주장이 설득력이 있다. 따라서 옆으로 눕는 것을 피하려고 반듯이 누워서 자야 한다는 강박관념에 시달릴 필요는 없을 것이다. 물론, 이런 생각에 반대하는 학자도 있을 것이다. 하지만 옆으로 자는 게 문제를 일으킬 소지가 정말 크다면 한쪽으로 누워서 자는 사람들에게는 아래쪽에 놓이는 눈에 거의 녹내장이 발생해야 한다는 얘기가 되는데, 이것은 받아들이기 힘들다. 다만, 옆으로 누워 잘 때 베개에 목의 정맥이 눌리는 자세는 피하는 것이 좋다. 정맥이 눌리면 혈액배출과 방수배출에 방해를 받기 때문에 안압상승이 더 심해질 수 있다.

결국, 어떻게 자든 편안하게 숙면을 취하는 것이 전체적으로 그 사람의 건강상태와 녹내장에 좋을 것이다. 다만 엎드려 자면서 눈이 베개에 눌리는 것은 반드시 피해야 한다. 눈이 베개에 눌리면 안압이 아주 높게 올라가고 눈에 혈액공급이 안 될 수 있어 위험하다. 눈을 심하게 깜박거리거나 손으로 자주 비비는 버릇이 있다면 이 역시 안압을 상당히 높이기 때문에 고치는 것이 좋다. 특히 알레르기나 아토피로 눈을 자주 비비는 사람은 녹내장도 잘 생기고 치료하기도 힘들다.

운동은 대체로 어떤 것이든 좋은 영향을 미치지만, 몇 가지 피해야 할 것이 있다. 머리 쪽으로 피가 몰리는 자세나 행동은 피하는 것이 좋다. 머리가 심장보다 아래로 내려가는 물구나무서기와 같은 자세의 운동은 안압을 높게 올리는 것으로 알려져 있다. 물론 혈액도 더 많이 가겠지만, 혈액공급만으로 안압상승의 위험을 상쇄하는 데는 한계가 있을 것이다. 허리 디스크환자들이 통증 완화를 위해 물구나무서는 자세를 오래 취하는 경우가 있는데, 만일 녹내장이 있다면 조심해야 할 일이다. 안압을 올릴 수 있는 다른 경우로 관악기를 부는 것도 포함된다. 트럼펫이나 클라리넷, 색소폰 등 목에 힘줄이 튀어 오르는 정도로 불어야 하는 악기는 연주하는 동안 목에 핏줄이 서고, 안압이 높아진다. 변비로 고생하는 사람 중에 장시간 배에 힘을 주는 행동도 안압을 올릴 수 있기에 조심할 필요가 있다. 목에 핏줄이 선다는 것은 의학적으로 경정맥의 배출이 제한돼서 혈관의 압력이 올라 부풀어 오르는 것이다. 이렇게 정맥 혈압이 올라가는 상황에서는 목의 경정맥 혈액배출이 원활하지 않게 되어 눈 안의 방수가 빠져나갈 곳의 압력이 올라가기 때문에 방수가 제대로 빠져나가지 못하여 안압이 올라간다.

실제로 환자 중에 병원에 올 때마다 안압이 잘 조절되고 있는데 이상하게 계속 악화되는 경우가 있었다. 환자와 이것저것 따지다 보니 취미생활로 하루 몇 시간씩 색소폰을 불고 있었다. 그것을 중지한 이후로는 녹내장 악화가 멈추었다. 사실 건전한 취미는 정서적으로, 신체적으로도 도움이 되어 권장할 일이지만, 안압을 올릴 만한 이런 일부의 취미는 시간을 줄이거나 최소한 중간중간 자주 쉬어주는 등 관리하에 즐기는 게 좋을 것이다. 마찬가지로, 목에 핏줄이 서는 역기 등의 운동도 안압을 올릴 수 있을 것으로 보이지만, 몇 시간씩 역기를 들고 서 있지는 않을 것이니, 녹내장의 진행에 영향을 미치지 않는지 의사와 상의하며 적당한 수준에서 지속해도 좋을 것이다.

다양한 환자, 다양한 의사

개인병원에서 심각한 녹내장이 있다고 치료를 시작해야 한다는 이야기를 듣고 대학병원에 왔는데, 대학병원에서는 대수롭지 않게 이야기를 해주는 수가 있다. 반대로, 개인병원에서는 큰 문제가 없는 것으로 이야기를 들었는데, 대학병원에서는 심각한 녹내장으로 이야기를 하는 수가 있다. 물론, 의사가 공부가 부족하거나 판단실수를 하는 경우도 있다. 하지만 그런 경우를 제외하고 이야기를 하더라도, 같은 상태의 환자에게 의사마다 환자의 녹내장에 대해 다르게 이야기를 해주는 경우가 있는데, 이건 듣는 사람 입장에서는 황당한 일이지만 어찌 보면 이해할 수 있는 일이기도 하다.

환자 개인마다 성격이 모두 다르다. 역시 의사도 인간이니 성격이 각각 다르다. 환자와 의사 각각의 성격에 따라 아주 다양한 경우의 수가 존재한다. 어떤 환자는 녹내장에 걸린 것을 지나치게 심각하게 받아들여 의기소침해지고, 매사에 의욕이 없어지고, 실명의 공포에 삶의 의미까지 퇴색해버리는 경우가 있다. 반면에, 당장 불편함이 없으므로 녹내장의 심각성을 너무 가볍게 생각하여 치료에도 큰 관심이 없고 병원에 가는 것조차 싫어하는 환자도 많다. 의사는 이런 환자들의 성격을 고려해서 환자에게 녹내장의 위험성과 치료의 필요성 등을 이야기해줌으로써 환자가 녹내장에 대하여 적절한 경각심을 가지고 치료에 관심을 가질 수 있도록 도와야 한다. 같은 정도의 녹내장을 앓고 있는 사람이라고 하더라도, 치료와 관리에 관심도가 높아 병원에 잘 다니고 안약을 잘 넣는 환자에게는 지나치게 녹내장의 위험을 강조해서 환자를 불안하게 하는 것은 좋지 않다. 환자의 삶의 질이 떨어진다. 반면에 치료를 받으려는 의지가 약한 사람에게는 치료를 받지 않음으로써 닥칠 수 있는 위험을 강조하고 치료의 효과를 알려주어 환자에게 동기부여를 해야 할 의무가 의사에게 있다. 환자와 의사의 목표는 녹내장 치료뿐만이 아니라 궁극적으로 환자 삶의 질을 최대한 높게 유지하는 것이기 때문이다.

　그러나 의사가 짧은 시간 동안 진료를 하면서 환자의 세세한 성격을 정확히 파악하기란 쉽지 않은 일이다. 어떤 환자는 속으로는 고민을 상당히 많이 하지만 의사 앞에서는 짐짓 의연한 척 얘기를 하는 수도 있다. 반면, 병원에 가서 더 강력한 치료를 받기 위해 실제보다 자기 걱정을 과장해서 이야기하는 경우도 있다. 또한, 의사도 인간이기에 성격이 꼼꼼하고 걱정이 많은 의사가 있는가 하면, 반대로 털털하고 매사에 걱정이 없는 의사도 있기 마련이다. 걱정이 많은 의사는 내 환자가 녹내장 치료를 게을리하여 실명이라도 하면 어쩌나, 노심초사하여 녹내장의 위험성과 치료의 필요성에 대해 심하게 강조한다. 내가 아는 대부분의 의사가 그런 편에 속한다. 하지만 환자가 너무 걱정해서 자신의 생활을 망칠까봐 짐짓 별것 아닌 것처럼 이야기하고, 그저 치료나 열심히 받으면 된다고 이야기하는 의사도 있다.

　실제로 자신의 눈 상태에 아주 관심이 많아 매사를 잘 챙기는 환자들이 많다. 매번 측정한 안압을 기록하고, 모든 검사를 기록해 사소한 변화도 놓치지 않으려는 환자가 많다. 의사 입장에서 보면 무관심한 경우보다는 훨씬 좋은 일이기는 하지만, 원래 안압과 시야검사 등은 정상적으로도 어느 정도는 올라가고 내려가며, 좋아지고 나빠짐을 반복하는 게 자연스러운 일이다. 그럼에도 이런 하나하나의 변화에 노심초사해서는 자신의 삶의 질을 높게 유지하기 힘들다. 나는 이런 환자들에게는 가급적 앞일을 희망적, 긍정적으로 이야기해 걱정을 덜어주려 하는 편이다. 하나하나의 변화에 급급하지 말고 좀 더 장기적으로 큰 그림을 보아 마음을 편하게 할 수 있으면 좋겠다.

하지만 반대로, 치료를 안 받을 것 같은 환자가 있다면? 의사에게 자신의 병을 스스로 대수롭지 않은 것처럼 이야기하고, 치료 의지도 없고 병에 대한 관심도 별로 없어 '그저 가족들에 의해 억지로 병원에 한번 와봤을 뿐이다'라는 식으로 이야기하는 환자가 있다면, 설사 그 환자의 상태가 심각하지 않더라도 관심도를 높이고 병원에 오게 하여 상태를 확인하고 치료해야 하기에 의사는 위험성을 강조하게 된다.

당연히 그래야 하는 것으로 알고 일해왔고 앞으로도 그래야 할 것이라고 생각하지만, 사실 아주 가슴 아픈 일을 당한 적이 있다. 한번은 젊은 환자가 시신경이 거의 다 망가져 녹내장이 아주 심한 상태로 왔는데, 도대체가 사태의 심각성을 느끼지 못하고 있었다. 아니, 그런 것처럼 보였다. 약을 최대한 쓰고도 안압이 조절되지 않는 상태인데도 불구하고 "이까짓 것 뭐, 그냥 약이나 줘보세요."라고 하며 다시 오지 않을 것처럼 보였다. 나는 어려운 수술이 필요하고, 실명의 위험성이 있다고 강조할 수밖에 없었다. 신통치 않은 반응을 보인 환자에게 며칠 뒤 다시 오라고 예약을 해주었는데, 환자가 오지 않아 알아보고는 충격적인 소식을 들었다. 그 사람은 정신과 치료를 받는 환자였고, 자살했다는 이야기였다. 며칠간 밥을 제대로 넘길 수가 없었다.

뼈아프게 배웠다. 속으로는 말도 못하게 고민하면서도 의사에게는 짐짓 태연한 척 이야기하는 환자가 있을 수 있음을 의사가 알고 있어야 한다. 하지만 환자는 그런 행동이 자신에게 위험한 일이 될 수 있음을 알아야 한다. 일부러 초연한 척, 의연한 척하거나, 반대로 의사가 더 관심을 가지도록 하기 위해 실제보다 과장되게 자신의 눈에 대한 걱정을 표현하는 것은 곤란하다. 어려운 이야기일지라도, 자신에게 우울증이 있거나 정신과 치료를 받고 있다면 의사에게 이야기해주어야 한다. 의사가 환자마다 정신과 치료 중이냐고 물어볼 수는 없는 것 아닌가?

의사를 하려면 반쯤 점쟁이가 되어야 한다지만, 정말 쉬운 일이 아니다. 본디 사람의 속내를 정확히 파악하기란 힘든 일이기에, 알아서 내 마음을 이해해주길 바라는 건 옳지 않다. 의사에게 자기 심정과 겪고 있는 불편을 있는 그대로 솔직하게 이야기해야 한다. 의사가 환자의 성격을 잘못 이해하면 녹내장의 상태에 대해 확대하거나 축소해서 이야기해줄 수 있고, 잘못된 판단이나 처방을 할 수 있기 때문이다.

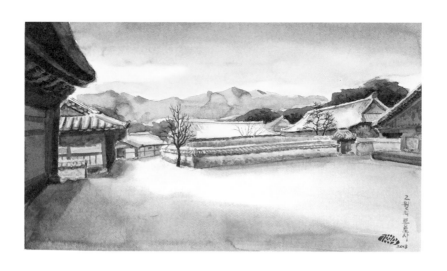

녹내장을 앓고있는
녹내장 전문의가 사는 이야기

2008년 초에 내가 녹내장에 걸렸음을 확인한 순간, 놀랍거나 두렵다기보다는 어색하고 허탈한 느낌이었다. 그동안 나는 감기 외에는 딱히 병이라는 걸 앓아본 적이 없었다. 이후로 나는 고민에 빠졌다. 일반적으로 녹내장은 진행이 빠른 병이 아니다. 특히 내가 가지고 있는 정상안압 녹내장인 경우에는 더욱 진행이 늦다. 녹내장이 빨리 진행할 만한 위험 요인을 내가 가지고 있는가? 고혈압, 당뇨병, 포도막염…, 이런 병은 없다. 중등도 근시 안경을 쓰고 있는데, 근시가 녹내장에 나쁜 영향을 줄 수 있다는 건 알려져 있지만, 우리나라 사람 대부분이 가지고 있는 근시가 내게만 문제가 될 건 아니었다. 저혈압이 좀 심한 편이었다. 몸이 안 좋을 때는 65/45 mmHg까지 혈압이 낮게 나온 적도 있었다. 저혈압은 심장에서 눈까지 피를 보내기가 힘들어서 녹내장 환자에게 나쁘다. 하지만 뭐 하루 이틀 된 것도 아니고, 당장 녹내장에 급격한 변화를 줄 정도는 아니라고 생각되었다.

술을 마신다. 일부러 찾는 편은 아니지만, 일주일에 한두 번씩은 이런저런 회식자리에 가고 한 달에 한두 번은 많이 마시기도 한다. 역시 술이 녹내장에 좋을 리 없다. 장기적으로 눈으로 가는 혈액순환을 나쁘게 만들어 녹내장에 해롭다. 녹내장이 심각한 상태였다면 술을 조절해보려 했을 것 같다. 하지만 아직 초기 단계일 뿐이었다.

담배도 피운다. 그러고 보니 나도 좋은 환자는 아니다. 대학교에 들어가자마자 시작했으니 녹내장이 발견될 때까지 30년 가까이 피워왔다. 많이 피우지는 않고 몇 번 끊으려는 시도를 하긴 했지만, 일이 힘들고 스트레스가 정점에 오를 때마다 내가 왜 그렇게까지 해야 되나 싶어 '금연하려는 노력'을 끊어버렸다. '내가 하고 사는 유일한 나쁜 짓'이며 '내게 요구하는 것 없이(물론 전혀 없지는 않지만) 내가 원할 때 언제든지 나를 위로해주는 유일한 친구'라는 자조 섞인 위안으로, 어찌 보면 스트레스받을 때 하는(사회적으로 용인되는) 자해 행동 같은 것일 수 있다.

녹내장에 대해 잘 모르는 사람이 자신이 녹내장이 있음을 통보받았다면 청천벽력과 같은 일이고, 녹내장에 대해 팔방으로 알아보고 치료할 방법을 찾느라 바빴겠지만, 나는 명색이 녹내장 전문의였다. 내 경우는 워낙 초기 녹내장이어서 당장 걱정할 일도, 딱히 생활을 변화시킬 동기도 없어 보였다. 오히려 마음 한편에는 장난기 어린 호기심이 생겼다.

'좋아, 지금과 같은 생활을 유지하면 어떻게 되는지 보자.'

사람마다 다르겠지만, 녹내장 발견 당시 내가 하고 있던 생활은 대략 사회적 평균치에 해당하는 삶이 아니었을까 생각한다. 40대 후반, 일정한 직장생활, 사회적으로 용인되는 정도의 음주와 흡연, 비록 운동을 많이 하는 편은 아니었으나, 특별한 병이 없고 일반적인 직장인 정도의 활동을 하고 있었다. 그래서 치료 없이, 생활방식의 변화 없이 1년간 지켜보고 판단하기로 했다.

2008년 1월에 발견되고 그해 말까지 그대로 지냈다. 서너 달에 한 번씩 검사만 받았다. 안압은 계속 13~15mmHg로 정상이었고, 시야 검사는 아주 초기변화에서 약간씩 호전과 악화가 반복되었다. 일반적인 초기 녹내장에서 보는 전형적인 소견이었다. 단지 시신경 정밀검사 OCT에서 오른쪽 눈 위쪽 시신경 테가 얇아진 부분이 약간씩 더 얇아지는 모습이 보였다. 물론 크게 손상이 악화한 것은 아니었지만, 세 번 연속 나빠졌으니 진행하는 것으로 보아야 했다. 여기서 또 한 번 선택의 기로에 섰는데, 또 다른 직업적 호기심이 떠오른다.

'안약을 넣으며 산다는 게 어느 정도나 힘들고 귀찮은 일일까?'

본디 치료의 시작은 효과가 큰 약, 부작용이 적은 약, 사용하기 편한 약, 비용이 적게 드는 약의 순으로 우선순위에 따라 정하기 마련이다. 만일 환자가 녹내장에 대해 충분히 이해해서 걱정을 많이 하지 않고 병원에 꾸준히 잘 올 정상안압녹내장 환자라면 따갑지만, 다른 부작용이 적은 트루솝이란 약으로 시작하는 경우가 있다. 나도 트루솝을 넣기 시작했다.

자기 눈에 스스로 안약을 정확히 떨어뜨리는 게 생각보다 쉽지 않다. 또 약을 넣으면 상당히 따갑다. 트루솝이 특히 더 따가운 약이다. 약을 넣으면 눈을 깜박거리지 말고 꼭 감고 있든지, 손가락으로 눈꺼풀 코 쪽 끝부분을 눌러줘야 약이 코로 넘어가 버려 손실되고, 다른 곳에 엉뚱한 부작용을 일으키는 걸 막을 수 있다. 약이 코로 넘어가면 입 뒤에서 쓴맛이 난다. 넣고 바로는 몇 분간은 세수한 것처럼 눈이 충혈되어 있다. 가끔은 약이 말라붙어 눈꺼풀에 끈적이는 가루가 들러붙어 씻어줘야 했다. 하지만 그뿐이었다. 내게는 다른 부작용이 없었다. 다행이었다.

몇 개월 후부터는 하루에 한 번씩 사용하는 프로스타글란딘 제제를 돌아가며 모든 종류를 사용해 보았고, 알파간 계통의 약도 사용해보고, 베타간이라는 베타 차단제 안약도 사용해 보았다. 두 가지 이상의 약재를 섞은 코솝이나 콤비간 같은 약들도 써보았다. 많은 녹내장 환자들이 이런 약들에 알러지나 부작용을 보여 사용하기 어려운 경우가 많은데, 다행스럽게 나는 그런 부작용들이 나타나지 않았다. 그러니 나는 테스트 대상으로 좋은 환자는 아니었다.

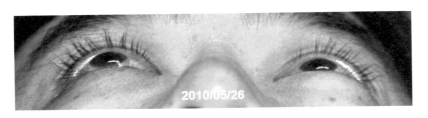

**프로스타글란딘 안약을 사용한 오른쪽 눈(좌측)의
속눈썹이 더 길어지고 눈 아래 피부가 약간 검게 변한 모습**

다만, 하루 한 번씩 쓰는 프로스타글란딘 제제인 잘라탄, 트라바탄, 루미간, 타플로탄 등의 약을 사용하는 동안에는 속눈썹이 길어지고, 눈 밑에 잔털이 굵어지고, 눈 주위가 약간 꺼져 보이는 부작용이 여지없이 나타났다. 이런 부작용들은 어떤 사람에게는 사회생활하는 데 심각한 문제를 일으키는 일이다. 하지만 외모에 별 관심이 없는 나로서는 별문제는 아니었다. 단지, 속눈썹들이 너무 길어져 서로 엉키면, 안경을 너무 눌러써 안경알에 속눈썹이 부딪힐 때 나타나는 것 같은 약간의 불편한 느낌이 있기는 했다.

그렇게 투약 시작 이후로 4년 반 동안 우리나라에 시판되는 모든 종류의 약을 돌아가며 사용해 보았다. 수시로 녹내장 진행 여부에 대한 검사를 하려 했으나, 나중에는 녹내장에 대한 관심이 무뎌져 검사를 6개월에

한 번 하기도 힘들어졌다. 의사 자신도 이렇게 되는 판이니, 진료실에서 내 환자가 검사를 열심히 받지 않는다고 나무라기도 힘든 노릇이다.

이렇게 4년 반을 지내는 동안 녹내장의 상태는 호전과 악화를 반복해서 전체적으로는 약을 사용하기 시작한 시점의 상태와 크게 다를 바가 없었다. 물론 첫 검사에서 의심스러운 면이 있었던데 반해 5년 반 후에는 녹내장 초기라고 확실히 얘기할 상태가 되었으니 진행한 것이라고 볼 수 있지만, 이런 속도가 유지된다면 실명까지 이르는 데는 30~50년이 걸릴 것이라는 계산이 나왔다. 빠르면 80대 중반, 늦으면 100살이 넘어야 실명한다. 물론, 우리나라 평균수명이 갈수록 길어지고 있으니 살아있는 동안 일이 닥칠 수는 있겠다. 진행이 빨라지면 나는 언제든지 스스로 치료를 시작할 수 있다. 더구나 지금으로선 닥치더라도 오른쪽 눈만 실명한다는 얘기다. 20~30년 후쯤이면 왼쪽도 녹내장이 와있겠지만, 왕성한 활동할 시기도 아니다. 생활 패턴을 바꿔야 할 동기도 별로 크지 않았다.

여기서 또다시 호기심이 발동한다. '또 끊고 어찌 되나 보자.' 사실 호기심이 더 큰 것인지 안약 넣는 귀찮음이 더 큰 것인지 구분을 못 하겠다. 어쨌건 2013년 봄부터 모든 약을 중단했다. 그리고 4년간 약을 넣지 않고 지냈다. 뭔가 바뀌었는가? 뭔가 불편한가? 그런 것은 전혀 없다. 마음이 불안한가? 별로 그렇지도 않았다. 하지만 2017년 들어와 연수 가기 전에 비해 여유 있던 시간이 지나가고 다시 일이 힘들어진 탓이었을까, 아니면 나이가 60대에 가까워지며 점차 체력이 약해지는 탓일까? 피곤한 날은 녹내장이 있는 쪽 눈이 부분적으로 흐리게 보이는 날이 많아지고, 시야 검사에서도 시야 손상이 약간씩 진행하는 소견이 나타났다. 결국, 2017년부터 다시 녹내장 안약을 넣기 시작했다.

사실 이렇게 여유 있게 녹내장을 치료하는 모습을 글로 낸다는 것이 독자들에게 오해를 일으킬까 봐 굉장히 조심스럽다. 내가 녹내장 환자이기는 하지만, 동시에 나는 녹내장을 진료하는 의사다. 따라서 언제든지 악화 여부를 확인할 수 있고, 치료를 받을 수 있는 입장이다. 그리고 녹내장으로 인한 심각한 시기능 장애가 최소한 내가 일해야 할 10년~20년 안에 오지 않을 것임을 확신한다. 만일 녹내장의 진행을 유발할 수 있는 고혈압이나 당뇨병, 순환기 질환 등이 생긴다면 그 즉시 술과 담배를 끊고 운동량을 늘리고, 녹내장 치료에 집중할 것이다. 다른 한편으로 나는 녹내장으로 인해 시기능의 장애가 발생한다고 하더라도, 학문적 호기심을 충족하기 위해 어느 정도까지는 손상과 불편을 감수할 마음가짐이 준비되어있다. 어쨌든 생활에 지장을 줄 만한 시야 손상은 막을 자신이 있기에 이런 모험스러운 실험을 하고 있음을 독자는 반드시 참작해야 한다. 녹내장 전문의로서 녹내장 환자인 것이 실제 내게 도움이 많이 된다. 녹내장 환자 중에 위의 조건 중 하나라도 충족하지 못하는 경우라면 치료하지 않고 방치하는 것은 치명적인 결과를 초래할 수 있다. 그래서 이 글을 보고 '전문의도 치료 안 받더라.'라며 나태해져 치료를 게을리해서는 절대 안 될 일이다. 그건 책임 못 진다.

녹내장 환자의 생활습관

규칙적인 생활, 맑은 공기, 균형 잡힌 식사, 자기 몸에 맞는 적당한 운동, 스트레스를 피하고 낙천적으로 사는 것. 이런 것들은 그럴 수만 있다면 녹내장 환자뿐 아니라 모든 사람의 건강에 도움이 될 것이다. 하지만 현실적으로 쉽게 이룰 수 있는 목표는 아니다. 특히, 낙천적으로 산다는 게 사람이 성격을 자기 스스로 이리저리 바꿀 수 있는 것은 아니다. 전국의 대형병원 10곳의 녹내장 전문의들이 모여 '녹내장 환자의 삶의 질'에 대한 공동연구를 수행했는데, 같은 정도의 녹내장을 앓고 있더라도 성격이 느긋한 환자들에 비해 꼼꼼하고 걱정이 많은 사람들이 더 큰 스트레스를 받아 삶의 질이 더 나쁜 것으로 나타난다.

사실 삶의 본질적인 목적이 무엇인가? 모든 병의 치료는 무엇을 지향하는가? 철학적인 견해를 피력할 입장은 아니지만, 간단히 말하자면 결국은 삶의 질 향상에 있다고 볼 수 있다. 삶의 질(Quality of Life)이라는 것은 확실히 주관적인 것이어서, 우리나라보다 교육수준과 수득 수준이 훨씬 낮은 나라의 국민에게서 훨씬 더 높게 나타난다고 한다. 그러니 내가 못 배워서, 돈이 없어서 더 불행하다고 이야기할 수만은 없는 것 같다. 물론, 이는 주변 사람들과의 상대적인 비교에 기초하는 것일 터이고, 개개인의 성격에 많이 좌우된다. 전체적으로야 부자가 가난한 사람보다 물질적으로 더 많은 것을 누릴 수 있다는 것은 인정해야 하겠지만, 돈 많은 사람이 더 행복하거나 더 느긋하게 살 수 있다고 생각되지는 않는다. 돈이 많든, 적든 느긋하고 편안한 성격의 사람이 더 스트레스를 덜 받고 더 행복하게 살 수 있을 것이다.

몸의 상태에 대해서도 마찬가지로 이야기할 수 있다. 몸이 건강할 때는 좋다는 것을 느끼지 못하고 살지만, 몸이 아파지고 나서야 건강할 때가 행복했었다고 비로소 느끼는 건 어쩔 수 없는 인간의 한계이다. '나는 병이 없으니까 행복해!' 이런 발상은 현실에서 없는 이야기이다. 행복감도 마찬가지이다. 잠깐 그런 생각이 들 수는 있겠지만, '난 지금 참 행복해!'

라고 생각하며 일상을 사는 사람이 얼마나 있을까? 나중에 어려운 일이 생겼을 때야 비로소 그 전의 날들이 행복했었음을 깨닫게 되는 게 인간이 아닐까?

이러한 태생적인 한계를 조금이라도 극복할 수 있다면 병이 있더라도 그것을 어떻게 받아들이느냐에 따라 본인 스스로 느끼는 삶의 질은 천차만별일 수 있다. 스트레스는 모든 질병에 해롭다. 어떤 병이든 스트레스가 많은 사람은 관리하기 어렵고, 스트레스는 병을 일으킬 소인을 가진 사람에게 병을 유발하는 역할을 하기도 한다.

비록 자기 성격을 바꿀 수는 없을지라도, 병에 대한 자기의 기본 개념을 다르게 인식할 수는 있을 것이다. 어느 책에선가 환자와 의사의 병에 대한 자세에 관해 '생로병사에 거역하는 것이 아니라, 함께 흘러가는 것'이라고 했다. 이 병이 왜 하필 내게 왔을까를 한탄하고, 거부하고 억지로 싸워 이기거나 몰아내려고 해서는 어렵다. 요즘 많은 만성 질환들이 대부분 그렇거니와, 녹내장은 그렇게 해서 없어지는 병이 아니다. 하지만 녹내장은 어쩔 도리없이 앉아서 당하는 병도 아니다. 녹내장을 잘 이해하고 자신의 원래 삶을 유지하고, 때때로 병이 앙탈을 부릴 때 한발 양보해서 살살 달래주며 데리고 살아야 하는 병이다.

사실 규칙적인 생활, 균형 잡힌 식사와, 맑은 공기, 적당한 운동, 스트레스 없는 삶…, 이런 것이 녹내장에 좋다고 항상 얘기하지만, 녹내장 환자인 나 자신도 딱 반대로 살아왔다. 공기 나쁜 대도시에서 운동이라곤 거의 담을 쌓고 살았으며, 술과 담배도 한다. 내 능력으로 완치해줄 수 없는 환자를 매일같이 대해야 하는 스트레스, 점점 뻑뻑해지는 머리를 쥐

어짜야 하는 연구에 대한 스트레스도 크다. 논문 쓰는 과정은 갈수록 까다롭고 제약이 심해지지만, 대학교수로서 피할 수 없는 일이기에 항상 어깨 위에 쇳덩이처럼 걸려있다. 명색이 교수인데, 학생들에게 시간을 쪼개기 어렵다는 현실도 나를 슬프게 만든다. 누구든 집안이 평안하지 않으면 일을 제대로 할 수 없다. 감사하게도 아이들이 잘 커 주었지만 여지없이 취업난에 시달려야 하고, 집안에 큰일은 없지만 노모를 모시고 사는 며느리의 남편으로, 집안의 장남으로서 크고 작은 일이 만만치 않다.

그런 생활 속에서 한 해 두 해 나이가 들고 60이 가까워지면서 그동안 견뎌오던 몸이 여기저기 반란을 일으키려 하는 것 같다. 물론, 그런 연유로 내게 녹내장이 생겼다고 생각하지는 않는다. 단지 아픈 허리, 시원찮아지는 치아, 떨어지는 청력, 심해지는 건망증 등등. 무의식적으로 자신감이 없어지고 일에 대한 열정이 사그라지는 것을 느끼고, 때로 일상에서 탈출하고픈 욕망이 거부하기 힘들게 솟구치곤 한다.

그러나 배운 게 도둑질이라고, 할 줄 아는 것도 이것뿐이지만, 그동안 겪은 많은 시행착오와 나를 거쳐 간 수많은 환자들의 희생으로 어렵사리 이만큼 얻은 능력을 사용하지 않고 편한 삶을 선택하는 것은 도리가 아니지 않은가. 그런 옥죄임이 지속되던 삶에서 우연한 계기와 엉뚱한 용기로 다시 한 번 연수를 다녀올 수 있었다. 젊은 날의 미국연수와는 또 다른, 부부만 단출하게 떠나는 연수, 꿈만 같은 일이 어느 정도만 양보하고 타협하면 현실에서 이루어질 수 있었다. 물론, 두 번째 연수를 위해서는 많은 것을 포기해야 했다. 아직 독립하지 못한 아이들을 버려두고 떠나야 했고, 경제적인 어려움, 지속해야 할 연구의 공백, 계속 돌봐야 할 녹내장 환자들에게서의 원망을 감수해야 했다.

물론, 사람마다 처한 상황이 다를 것이다. 하지만 각자의 처지에서도 마음가짐을 조금만 다르게 하고 세상 보는 각도를 바꾼다면 지금의 삶에서 잠시 벗어나 지금 사는 모습을 객관적으로 돌아보는 기회를 가지는 것은 불가능한 일은 아닐 것이다. 우리의 발목을 잡고 있는 현실은 사실 마음 먹기 따라 아무것도 아닌 것으로 바꿔버릴 수 있다. 돈 때문에? 잘 생각해보면 꼭 그것 때문에 지금 내 자리에서 벗어나지 못하는 것은 아닐 것이다. 돈의 크기는 마음먹기 달렸다. 내 업무 때문에? 나 아니면 안 된다는 생각을 버려야 한다. 누군가 바로 나를 대신해줄 사람이 생기게 마련이며, 그 사람이 나보다 일을 더 잘해줄 수도 있다. 다른 사람의 원망을 받을까 봐? 물론 큰 걸림돌이지만, 모든 사람을 만족시킬 수는 없는 법이다. 때론 미움받는 것을 감수할 용기도 필요한 것이다. 하지만 속 깊은 사람이라면 이해해 줄 것이라고 믿는다. 정말로 지금의 자리에서 스트레스가 크고 절실하다면 마음먹기에 따라 어떤 형태로든 지금의 자리에서 벗어날 기회를 가질 수 있다고 믿는다. 개인적인 얘기지만 우리 부부는 어렵게 연수를 다녀왔고, 비록 연수 기간 중에 힘든 일도 많았지만, 지금의 위치에서 한발 떨어져 나를 돌아볼 기회를 가질 수 있었고, 전과는 다른 마음가짐으로 지금의 자리에 있다고 생각한다.

술, 담배, 그리고 녹내장

심히 찔리기는 하지만, 환자들에게는 술, 담배를 끊으라고 하면서 정작 나는 녹내장 환자이면서도 여전히 못 끊고 살고 있다. 알코올이 녹내장에 미치는 영향은 완전히 밝혀져 있지는 않다. 사실 알코올이 몸에 들어가면 당장은 안압이 약간 떨어진다. 하지만 체내 알코올이 제거되면서 다시 안압이 오르게 되고, 이렇게 안압이 오르락내리락하는 것은 녹내장에 좋지 않다. 또 안압만 가지고 녹내장에 좋고 나쁨을 따질 수 없다. 장기적으로 음주는 혈관에 나쁜 영향을 미쳐 녹내장에 중요한 혈액순환을 악화시킬 뿐 아니라, 전체적인 컨디션 악화, 숙취로 인한 식생활 장애 등을 함께 고려하면 알코올이 녹내장에 미치는 영향이 결코 작다고 할 수 없다.

구차한 변명이지만, 그럼에도 내가 금주하지 않고 있는 것은 나 스스로 통제할 수 있다고 확신하기 때문이다. 맥주 한 병, 소주 반병, 와인 한두 잔 정도…, 그 이상은 나 스스로 더 원하지도 않는다. 그냥 긴장이 풀어지고 취한 느낌이 들면 내 뇌가 '알코올 흡수 욕구 스위치'를 꺼버리는 것 같다. 물론, 지금은 녹내장의 진행이 눈에 띄지 않기에 여유를 부리는 것이고, 앞으로 녹내장이 진행한다는 사실이 확인된다면 내 음주에 대해서도 다시 한 번 고려해 볼 예정이다.

담배, 담배… 담배는 녹내장에 확실히 나쁘다. 흡연이 안압을 올리지는 않지만, 담배를 피우면 혈관이 즉시 움츠러들기 때문에 눈으로 가는 혈액량이 감소한다. 담배가 암을 유발하거나 전체적으로 건강에 미치는 영향을 따지지 않더라도 당연히 녹내장에 해로운 물질이다. 녹내장 환자들은 가능하면 담배를 끊는 것이 병의 진행을 늦추는 데 도움이 될 것이다.

그럼 나는? 의사로서 비난받을 생각이겠지만, 개인적으로 담배 때문에 내가 암에 걸릴지 모른다는 걱정은 크게 하지 않는다. 하지만 하루 4~5개비 피우는 것조차 내게 녹내장이 발견되고 나서는 사뭇 고민거리가 되어버렸다. 끊는 게 좋다는 건 자명하다. 하지만 내 마음속의 시커먼 다른 자아가 계속 혹하는 말로써 세뇌시키려 한다. '담배를 끊으려 고생하는 스트레스가 네게 더 해로워.' 나도 안다, 이 망측스런 속삭임은 속임수라고. 하지만 나는 번번이, 그리고 기꺼이 그 빤한 거짓말에 속아 넘어가곤 해왔다. 그게 더 편하니까.

하지만 역시 흡연은 성가신 습관이다. 만만찮은 돈을 들여 담배를 사야 하고, 주머니에 담뱃가루가 지저분하고, 라이터를 항시 지니고 다녀야 하며, 불쾌한 냄새를 풍기는 사람이 되고, 남들 눈치 보고 궁상을 떨며 담배를 피워야 한다. 게다가 담배로 남에게 피해를 주는 부분이 틀림없이 있기에 전체적으로 나쁜 인상을 주기도 한다. 몸에 해롭다는 사실을 빤히 알면서도 피우는 건 일종의 자기학대 심리도 포함되어 있는 것 같다. 화가 나면 스스로를 다치게 하는 행동을 하는 것처럼.

개인적으로 금연의 좋은 점을 체험하기도 했다. 40대 후반 나는 하루 15개비 정도를 피우고 있었고, 한참 왕성하게 일하던 때였다. 그런데 특히 건조한 겨울에 잠자리에 들려면 항상 정강이와 허벅지가 가렵고, 항문소양증도 있어 숙면을 취하기 어려웠다. 그런데 녹내장 역학조사를 하는 동안 흡연하는 모습을 주민에게 보여주는 게 싫어 4개월간 금연을 했더니, 그런 가려움증이 거짓말처럼 사라졌다. 이건 생활 수준의 비약적인 향상이었다.

금연을 위한 니코틴 패치, 껌, 알약 등 여러 가지 보조제가 존재하지만, 뭐니뭐니해도 본인의 의지가 가장 중요할 것이다. 담배를 피우고 나면 내게서 나는 냄새 때문에 의기소침해져서 사람들과 얘기하기도 불편해지고, 버스 안이나 길에서도 옆 사람에게 괜히 죄스럽고 미안하다. 금연하기로 한 후 가장 불편한 점은, 식사 후 담배를 안 피우면 나는 소화가 안 돼서 명치끝에 뭔가가 잔뜩 매달려 느낌이 계속된다. 전에 경험했지만 이런 불편은 몇 달이 지나도 해결되지는 않았다. 다만 그 정도가 줄어들긴 하지만 가장 괴로운 점이었다. 30년을 넘게 피워온 마약 같은 담배를 끊는데 그 정도 불편도 없을 거라고 생각했던 건 아니지 않은가? 결국은 의지로 이겨내야만 할 것이다.

요즘은 냄새가 덜 나는 전자담배 형태, 일명 찐 담배가 유행이다. 냄새를 대폭 줄인 것은 나로서는 획기적인 장점이기에 찐 담배로 갈아타기는 했는데, 이 찐 담배가 냄새는 적지만 니코틴 공급량은 오히려 더 많고 의존성도 더 강한 것 같다. 아무래도 이것도 끊어야 하겠다. 녹내장에 해로운 것은 타르가 아니라 니코틴에 의한 혈관 축소이기 때문에 냄새와 타르가 적다고 해서 찐 담배가 녹내장에 괜찮은 것은 절대 아니다. 금연은 확실히 녹내장 치료에도 도움이 되지만, 그 효과를 당장 피부로 느끼기는 어렵다. 하지만 비록 눈에 보이지 않더라도 틀림없이 얻는 것이 있을 것이다. 녹내장 치료에서 금연은 기본이다.

운동과 녹내장

어려서부터 구기운동을 좋아했던 나는 걷기는 운동이 아니라고 생각했다. 그러다 어느 날 문득 생각해보니 1주일 내내, 혹은 한 달 내내 거의 운동이라는 것을 한 적이 없는 경우가 허다했다. 핸드폰에 만보기를 설치하고 봤더니 하루 3,000보 정도가 내 움직임의 전부였다. 걷기라도 필요했다. 더구나 소화기능이 점차 약해져 저녁 식사 후 그냥 잠들기가 힘들어졌다. 걸어서 출퇴근하면 좋겠지만 귀찮기도 하고, 고급인력들은 그 시간에 일을 더 해야 한다고 하는 소릴 듣기도 했다. 하지만 50대 들어서

면서 내가 고급인력이 맞나 의구심이 들어, 핸드폰 대중교통 애플리케이션을 보며 가끔 시내버스를 타고 출퇴근하는데, 이게 아주 수월하고 비용이 확 줄어들며 운동 효과도 제법 좋은 재미를 알게 되었다.

나는 웬만한 거리는 워낙 걸어 다니는 게 버릇이어서 회식 있는 날엔 숙면에 방해되는 배부름도 해소할 겸 1시간 이내의 거리라면 걸어서 귀가한다. 아파트 8층에 살지만 웬만하면 엘리베이터를 타지 않는다. 저녁 식사 후에는 소화를 위해 아파트 주변을 걷는다. 만보기 숫자를 10,000으로 맞추는 게 목표다. 사실 이렇게 걷다 보니 평소에 보지 못했던 소소한 재미를 느낄 수 있는 게 덤이다. 관심을 가지고 보면 매일 같은 곳을 걸어도 주변 풍경이 똑같은 날이 하루도 없다. 어느 날은 함박눈을 맞으며, 가랑비를 맞으며, 꽃 비를 맞으며, 낙엽을 밟으며…, 정경이 각기 다른 길이다. 애처로운 노란빛 새싹이 올라와 조금씩 자라서 푸른 빛을 올리고, 꽃을 피우고, 시커멓게 풍성해진 잎을 보는가 싶다가 결국 물기를 잃고 떨어지는 이파리의 변화를 보는 감동을 파노라마처럼 볼 수 있다. 산책하지 않고 자동차로 출퇴근할 때에 전혀 보지 못했던 것이었다. 어느 날은 화려하게 흩날리는 벚꽃 비를 맞으며 걷다가, 문득 내게 이런 날이 몇 번이나 더 있을 것인가 하는 생각이 들어 새삼 하루하루가 아주 소중해지는 느낌이 있었다.

운동은 녹내장치료에 도움이 된다. 우리나라의 근무환경이나 주변 환경이 열악하기는 하지만, 몸에 다른 문제가 없고 단지 일이 바빠 운동을 전혀 하지 않는 녹내장 환자는 최소한 내가 하는 정도는 어렵지 않게 할 수 있으리라 생각한다. 물론 많은 환자들은 나이가 많고, 관절염 등 다른 병으로 인해 운동을 하고 싶어도 불가능한 경우도 있다. 또 녹내장이 아주 심한 환자는 시야가 좁아져서 돌아다니기 어려울 수도 있다. 하지만 누구든 주어진 조건과 환경 아래에서 할 수 있을 만큼 최대한 몸을 움직이려고 노력하는 게 좋다. 눈이 어두워 낯선 곳에 가기 어려우면 집 주위 익숙한 범위 안에서 걷거나, 그것마저 어려우면 집안에서라도 계속 움직여야 한다. 하체가 어려우면 상체라도 부지런히 움직이는 게 좋다. 가만히 앉아있거나 누워있는 것은 혈액순환에 좋지 않아 병을 악화시킬 수 있다. 물론 앞서 얘기한, 머리가 심장보다 아래로 가는 자세의 운동은 좋지 않지만, 그 외에는 어떤 운동이라도 안 하는 것보다는 나을 것이다.

얌체같이 살자

나는 틈나는 대로 환자들에게 '얌체같이 살라'고 이야기한다. 왜냐하면, 다른 사람과 달리 본인은 녹내장에 걸려있기 때문이다. 녹내장이 없는 다른 사람들과 똑같이 과로하고, 스트레스에 절어 술 마시고 담배 피우며 살 수는 없는 일이다.

물론, 요즘같이 먹고 살기 힘든 세상에 직업에 소홀히 할 수는 없다. 직업을 구하기도 힘들고, 가지고 있는 직장도 아등바등 유지하며 살아야 하는 이들이 대부분이다. 가끔은 녹내장 치료를 위해 직장을 그만두려는 환자들이 있다. 물론 눈이 보여야 직장생활도 할 수 있기에 의사 입장에서는 눈의 치료에 도움이 된다면 어떤 방법이든 마다할 리 없다. 하지만 녹내장은 죽는 병이 아니다. 혈압이 높다고, 당뇨가 있다고 직장을 그만두는 사람이 흔한가? 녹내장도 마찬가지이다. 살살 달래가며 평생을 함께 데리고 살면서 치료하는 병이다. 안약을 넣기 위해 직장을 그만둘 필요도 없고, 수술을 받기 위해 역시 그럴 필요가 없다. 직장을 그만둔다고 삶이 더 편해질 거라 기대하기도 어렵다.

물론 개인마다 사정이 다를 것이다. 안약의 부작용으로 충혈이 심해 사람을 대하기 어려워지는 경우가 흔히 있고, 수술을 받기 위해 단 며칠이라도 휴가를 내기 어려운 직장이 있을 것이다. 하지만 자고로 병은 알리고 자랑하라고 했다. 내가 녹내장에 걸렸음을 주위에 알리고 치료 약 때문에 충혈이 되었다는 걸 주위에서 이해해 줄 수 있으면 좋겠다. 물론, 모든 환자가 그럴 수 있을 거로 생각하지는 않는다. 수술이 필요한 경우라도, 요즘은 녹내장 약제가 많이 발달해서 수술이 한날한시가 급한 경우는 흔하지 않다. 의사와 상의해서 최대한 가능한 날짜로 수술을 미루어 직장생활에 지장이 적은 날을 찾아보든지, 입원 기간을 최소한으로 줄여보는 지혜를 동원해야 할 것이다.

한편, 직장에서 피치 못하게 과로를 하게 되는 수도 있다. 이런 경우라면 쉴 수 있는 시간은 충분히 활용해 몸을 회복시키는 데 주력해야 한다. 과로했다고 스트레스 해소를 위해 밤늦게까지 술을 마시거나, 그동안 못한 취미생활에 몸이 힘들 정도로 매달리는 것도 피해야 한다. 실제로 많은 환자들이 밤새 컴퓨터게임을 하면 다음 날 안압이 높은 상태로 병원에 오는 것을 흔히 본다. 컴퓨터게임을 자제하도록 안내하지만, 대부분 잘 지키지 못하고 같은 일을 반복하는 경우가 많다. 두 마리 토끼를 한꺼번에 잡으려는 욕심은 버려야 한다. 어느 토끼가 더 큰 토끼인지는 생각해보면 자명하다. 노는 것도 눈이 보여야 놀지 않겠는가? 앞으로 더 오랫동안 놀기 위해서도 자제해야 한다. 끊으라는 것이 아니다. 단지 몸에 부담이 가지 않을 만큼만 취미생활을 유지하자는 것이다. 당장 오늘의 재미를 위해 자기 몸을 못살게 구는 것은 이솝우화의 황금알을 낳는 오리의 배를 가르는 것과 마찬가지 행동이다.

직장생활에서도 어쩔 수 없이 회식자리에서 음주하게 되는 수도 있고, 동료들과 흡연을 해야 하는 분위기에 놓일 수도 있을 것이다. 이때 지혜롭게 얌체같이 피하는 방법을 찾는 게 중요하다. 병을 알리고 양해를 구해야겠지만, 혹시 오해를 사거나 손해를 본다 하더라도 어느 정도까지는 감수할 각오를 해야 한다. 아무 노력과 희생 없이 이득만을 얻을 수는 없는 노릇이다. 어느 게 더 중요한 것인지는 본인 스스로 판단하고 지켜내야 하며, 그 결과 역시 본인이 책임져야 한다.

의사가 좋은 길을 알려줄 수는 있겠지만, 녹내장을 치료하는 것은 결국 환자 본인이다. 환자 스스로 안약을 넣어야 하고, 병을 이겨낼 수 있도록 최대한 몸 상태를 관리해 주어야 한다. 그러니 혹시라도 당신 주위에 이런 얌체 같은 사람이 있더라도 너무 미워하지 말고 이해하는 너그러움을 키워보자. 누굴 미워한다는 것 자체도 스트레스다. 내 마음이 너그러워지고 편해지면 나에게도 도움이 된다.

여기서 잠깐 우스개 하나. 한참 혈기 왕성한 남자 대학생이 시내버스를 탔다. 빈자리를 찾는데, 두 사람이 앉을 수 있는 자리에 초등학생 하나가 다리를 쩍 벌리고 앉아 자리를 모두 차지하고 있는 게 아닌가! 괘씸한 생각이 들어 대학생이 일부러 좁아진 옆자리에 앉았다. 그러나 그 초등학생은 다리를 오므려 비켜줄 생각을 않는다. 오기가 발동한 대학생은 엉덩이를 한껏 들이밀고 자기도 다리를 쫙 벌려 초등학생을 옆으로 밀쳤다. 헛? 그런데 맹랑하게도 이 녀석이 굽히지 않고 다리를 계속 벌려 결국 둘은 서로 다리를 밀고 밀리는 경쟁에 돌입하게 되었다. 대학생이

질 리가 없지 않은가? 결국, 초등학생은 땀으로 범벅이 된 얼굴에 눈물을 뚝뚝 흘리며 일어나면서 한마디 한다.

"아저씨도 포경수술 받았어요?"

내가 남의 처지에서 살아본 것이 아니지 않은가? 다른 사람이 어떤 행동을 할 때, 그만한 이유가 있을 것이라는 여유를 가지면 살아가기 훨씬 편안해질 수 있다. 마음이 여유로워지면 미운 사람이 보이지 않고, 화를 내고 속썩을 일이 줄어든다. 남들이 내 차를 추월할 때면 '아, 이 사람이 급한 일이 있는가 보다.', 내 앞으로 끼어들면 '초행길인가 보다.'라고 생각하고 양보하는 것이 나의 정신건강에도 좋다. 그 사람을 위해서가 아니라 나를 위해서.

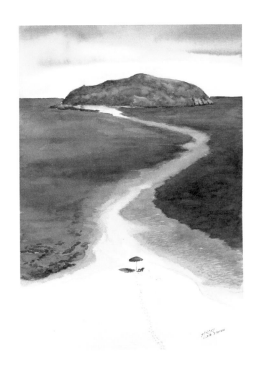

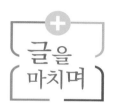

글을 마치며

💬 우리나라에서 의사로 산다는 건, 한마디로 정의하기가 쉽지 않은 일입니다. 기본적으로 아픈 사람을 치료하는 일이라는 사회적으로, 인도적으로 선행을 수행하는 직업이라는 자존감이 있고, 남으로부터도 그 가치를 인정받으며, 대부분 안정된 수입의 직장을 가지고 있습니다. 하지만 그와 동시에 사는 동안 내내 환자에 대한 책임감의 부담에서 벗어날 수 없고, 때로는 일반적인 사회구성원이라면 가당치 않을 희생을 당연하게 요구받기도 합니다.

물론, 시대가 변함에 따라 여러 가지 변화가 있어 사회적인 가치와 경제적인 측면 등 여러 가지 관점에서 다르게 생각할 수 있지만, 행복하고 만족스러운 삶을 누리는 의사에서부터 의사가 된 것을 평생 후회하며 사는 사람까지 직업의 만족도 역시 다양합니다. 본디 만족도라는 것이 주관적인 것이기에 어느 직업이든 다양하게 나타나겠지만, 어쨌든 의사라는 직업은 아직도 청소년들의 희망 리스트 상위권에 포진해있는 것은 사실일 것입니다.

의대 학생들에게 기회가 될 때마다 하는 얘기지만, 환자는 몸이 아파 의사를 만나러 온 것이기 때문에 애초부터 의사와 환자의 관계는 대등하고 평등한 수준의 관계를 기대할 수 없습니다. 환자는 요구하는 게 있어 의사를 찾기 마련이고, 의사로부터 필요한 무언가를 제공받을 것이라는 전제하에서 만남이 이루어집니다. 의사에게 어떤 사정이 있다면 내가 받아야 할 것을 받지 않아도 된다고 생각하는 환자는 상상하기 어렵고, 의사가 환자에게 그런 이해나 양보를 바란다는 것은 가당치 않은 일이지요. 모든 환자는 최선의 치료를 희망하기 마련이기에 의사는 항상 모든 환자에게 똑같이 최선의 치료를 제공할 수 있어야 합니다. 그러기에 의사는 늘 자기관리를 철저히 해야 합니다. 진료시간에 최상의 컨디션을 유지하고 있어야 하며, 항상 최신의 지식을 배워 최상의 진료서비스를 제공할 책임이 있습니다.

그러나 의사도 사람입니다. 다른 사람과 마찬가지로 컨디션이 안 좋은 날도 있고, 몸이 아플 수도 있으며, 집안에 나쁜 일이 있을 수도 있기 마련입니다. 바람직하지는 않지만, 가끔은 필요한 지식이 기억이 안 나거나 모르는 경우가 왜 없겠습니까? 어차피 사람은 각자 자신의 입장에서 생각하기 때문에, 환자와 의사가 서로를 100% 이해할 수는 없습니다. 의사가 환자에게 본인의 사정을 이해해주기를 요구할 수는 없지만, 환자가 의사의 입장을 조금씩 배려해 준다면 보다 좋은 관계를 유지할 수 있을 것이고, 이는 결국 환자에게도 도움이 될 것으로 생각합니다.

우리나라의 실정에서 대학병원에서 녹내장 환자를 진료한다는 건 만만치 않은 부담이 따릅니다. 환자 수는 지나치게 많은데다 녹내장이 완치되는 병이 아니기 때문에 환자 수는 계속 늘어날 수밖에 없습니다. 진료시간이면 항상 주어진 시간은 부족하고, 검사해야 할 것도 많으며, 지금까지의 경과를 보고 현재 상태에 기초하여 앞으로 몇 달씩 사용할 처방을 순식간에 결정해야 합니다. 원래 사람을 상대한다는 것이 쉬운 일이 아니지요. 진료시간 내내 극도로 긴장한 상태로 서로 다른 성격을 가진 환자의 제각각인 병의 진행상황에 맞추어 판단하고, 설명하고, 처방을 해야 합니다.

반면, 환자의 입장에서는 오랫동안 예약날을 기다려 병원에 오게 되는데, 병원에 오기 전부터 행여나 자신의 병이 나빠지지 않았을까 잔뜩 긴장한 상태로 병원에 오게 되지요. 병원에서는 다시금 긴 대기시간을 거쳐 검사를 받고, 또 장시간의 진료대기 후 의사를 보는데, 하고픈 말을 할 시간이 충분히 주어지지 않고, 서두르는 의사와 간호사에게 궁금한 점을 묻기도 눈치 보이고 쉽지 않은 일입니다. 이러니 환자와 의사가 서로 좋은 관계를 유지하기란 쉽지 않은 일이지요.

이렇게 서로에게 자신의 입장을 이해해달라는 요구가 애초부터 쉽지 않기에 서로 상식적인 선에서 절충하여 배려해야 할 일입니다. 사실 생각해보면 서로의 입장을 모르진 않지요. 환자는 자기가 칼끝을 잡고 있는 처지기에, 칼자루를 쥔 의사에게 지고 들어갈 수밖에 없는 관계라고 생각합니다. 그러니 항상 한 수 접어줄 수밖에 없고, 따라서 왠지 억울하고 서럽지요. 하지만 의사의 측면에서 보면 이야기가 또 다릅니다. 의사도 환자가 칼자루를 쥐고 있고 자신이 칼끝을 잡고 있다고 느끼는 경우가 많습니다. 환자가 본인에게 진료를 접수한 순간부터 칼자루는 환자가 쥐는 것이고, 의사는 이 환자를 치료해 줘야 하는 의무가 생겼다고 볼 수 있습니다. 치료가 잘되면 당연할 뿐이지만, 치료 결과가 마음 같지 않은 경우 (비록 좋은 의도로 치료를 해줬지만) 모든 비난과 책임이 의사에게 돌아올 것이라는 생각에 두렵고 조심스럽습니다. 이렇게 서로 피해의식에 사로잡혀서는 역시나 좋은 관계를 유지하기 힘듭니다.

　의사는 몸이 아파 도움을 받으러 온 가여운 사람에게 더 잘해주고 양보해야 한다는 생각을 가져야 하고, 환자는 본인이 원하는 만큼의 서비스를 받지 못했더라도 의사의 사정을 이해해 준다는 생각으로 서로 조금씩 양보한다면 진료실 환경이 좋아지지 않을까 생각해봅니다. 물론, 실제로 대부분의 의료현장에서 그렇게 서로 양보하고 있기 때문에 우리나라의 의료제도가 그나마 유지되고 있다고 생각합니다. 저는 진료실에서 해야 할 일을 다 못하고 환자를 보내는 경우가 많지만, 대부분의 환자분이 저의 사정을 이해해 주기 때문에 지금까지 의사생활을 견디고 버틸 수 있었다고 믿습니다. 정말 감사한 일입니다.

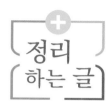

정리 하는 글

💬 녹내장은 뿌리를 뽑을 수 없는 병이기 때문에, 평생을 약물 치료하며 데리고 함께 살아야 하는 병입니다. 대부분 서서히 오랜 시간에 걸쳐 시신경이 망가져, 보이는 부분이 좁아지고 궁극에는 실명하는 병으로, 일단 망가진 신경은 현대의학으로 되살릴 수 없습니다. 따라서 관리를 소홀히 해서는 안되지만, 녹내장은 일반적으로 진행이 느린 병이기에 관리만 잘해준다면 환자 대부분은 실명하지 않고 자기 수명을 다 살 수 있습니다.

사실 녹내장 치료를 받으며 산다는 것은 만만하지 않은 노력이 필요합니다. 하지만 치료하지 않았을 때 오는 실명의 위험성을 생각한다면 그 노력은 충분히 투자할 가치가 있습니다. 모든 병은 전신상태가 좋지 않을 때 관리하기가 더 힘들어집니다. 또한, 스트레스는 만병의 근원이지요. 따라서 어차피 뿌리 뽑을 수 없는 병이라면, 병이나 앞날에 대해 지나치게 걱정하기보다는 가능하면 몸과 마음을 활발하고 밝게 하여 여유있는 생활을 유지하는 게 병을 이기고 다루는 기본적인 자세라고 할 수 있습니다.

인생이 마음대로 살아지지 않는 것과 마찬가지로, 녹내장의 치료가 어려운 상황이 올 수 있습니다. 하지만 그렇다고 해서 모두 실명의 위험에 처하는 것은 아닙니다. 우리나라는 전반적으로 의료수준이 높고, 이런 난치성 녹내장에 대한 여러 가지 효과적인 치료법과 좋은 의사들이 많으므로, 환자분들은 절망하지 말고 의사와 상의해서 본인에게 맞는 최적의 치료를 받아야 합니다. 그럼으로써 비록 모든 경우에서는 아니더라도 대부분의 환자는 본인이 수긍할 만한 치료를 받을 수 있을 것입니다.

물론 녹내장은 무서운 병이지만, 적을 알고 나를 알면 이겨낼 수 있습니다. 인생은 남이 살아주는 것이 아닙니다. 의사는 치료방법을 알려줄 뿐이지, 정작 녹내장의 치료는 환자 스스로 해야 합니다. 자기 자신이 책임지고 스스로 살아갈 방법을 결정해야 합니다. 걱정과 절망과 주변의 근거 없는 유혹을 뿌리치고 주변의 의사를 잘 활용한다면 녹내장 또한 슬기롭게 이겨나갈 수 있는 병이라고 볼 수 있습니다.

서두에 언급했지만, 이 책은 엄격한 기준에 따른 정설이라기보다 제가 환자에게 해주고 싶은 이야기를 모아놓은 것입니다. 환자 개개인에 따라, 의사에 따라 이 책의 글과 다른 의견이 얼마든지 있을 수 있습니다. 환자에게 가장 좋은 상담자는 역시 본인의 눈을 직접 들여다보고 치료해온 의사일 것입니다. 이 책의 내용보다는 직접 눈을 마주하고 본인의 상태를 잘 아는 의사의 말이 더 정확할 것입니다.

제발, 제발 녹내장으로 더 이상 절망하거나 포기하는 사람이 생기지 않는 세상이 왔으면 좋겠습니다.